JN248399

栄養検定

3級 4級

はじめに

　私たちは、毎日、食物を食べることによって生命を維持しています。何をどう食べると美味しいのか、また、健康に良いのかといった情報は世の中にあふれており、テレビやインターネット、書籍などで簡単に手に入れることができます。一方で、そうした情報の受け手である私たちには、様々な情報を生かし、あるいは取捨選択するために必要な基礎知識が不足していると感じることも多いのではないでしょうか。

　現代は、あらゆるところで簡便に食品を手にすることができます。そのため、毎日お菓子を食べ続けるといった極端な食生活をすることも可能です。だからこそ、何をどれくらい食べたらよいのか、食べたものがどのように消化・吸収・代謝されるのか、そのしくみを学べる栄養学は、私たちの健康を維持する上で大変重要な知識と言えます。

　本書は、栄養検定®の公式テキストとして作成しています。主に食に関連する分野で働いている人や自身や家族の健康のために栄養学を学びたい人のための検定です。男性、女性、様々な年代の方が、このテキストを通して何気なくとっている食事の大切さ、体のしくみのすばらしさに触れ、自らの健康維持に役立てていただくことを願っております。

2020年2月

一般社団法人日本栄養検定協会　代表理事
松崎　恵理

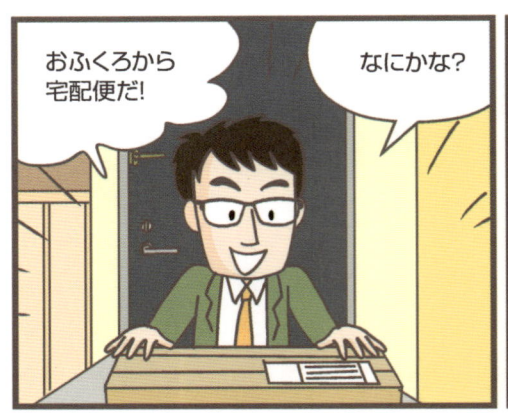

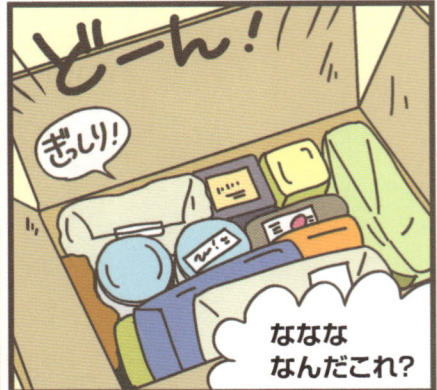

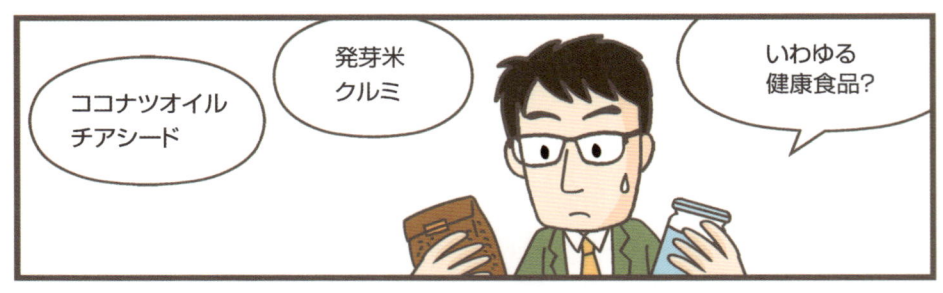

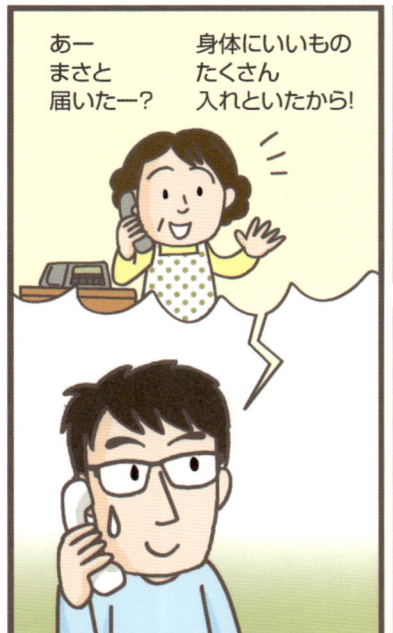

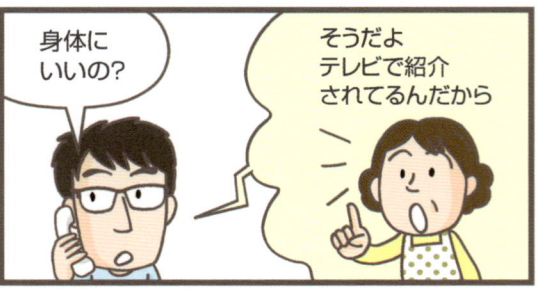

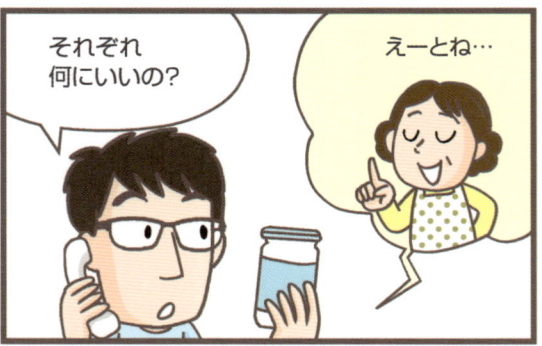

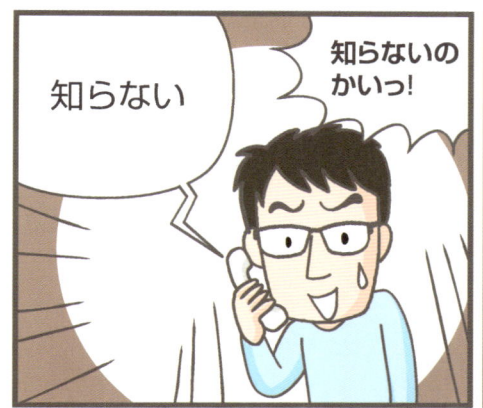

知らない

知らないの
かいっ!

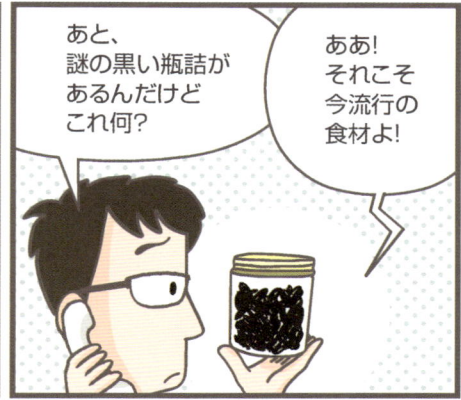

あと、
謎の黒い瓶詰が
あるんだけど
これ何?

ああ!
それこそ
今流行の
食材よ!

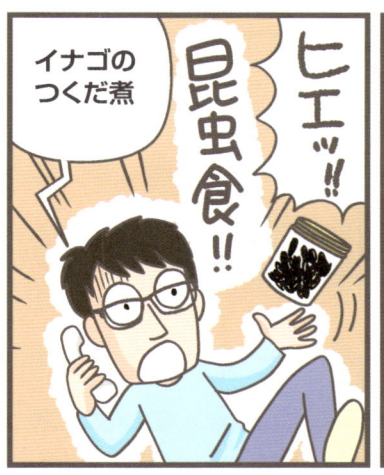

イナゴの
つくだ煮

ヒエッ!!

昆虫食!!

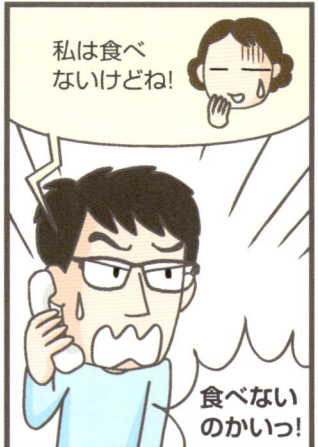

私は食べ
ないけどね!

食べない
のかいっ!

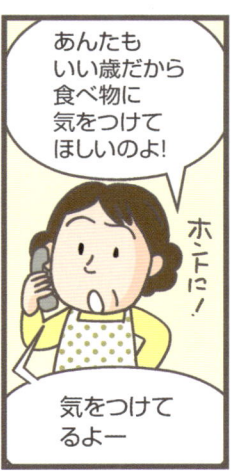

あんたも
いい歳だから
食べ物に
気をつけて
ほしいのよ!

ホントに!

気をつけて
るよー

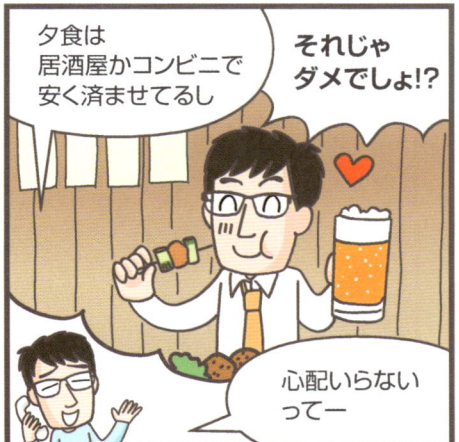

夕食は
居酒屋かコンビニで
安く済ませてるし

それじゃ
ダメでしょ!?

心配いらない
ってー

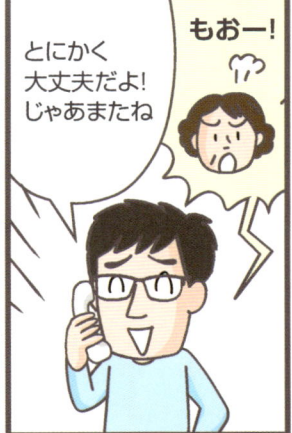

とにかく
大丈夫だよ!
じゃあまたね

もおー!

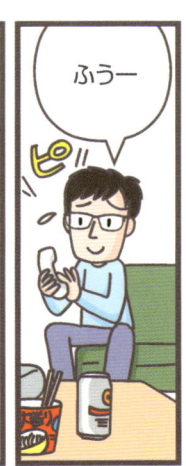

ふうー

ピ

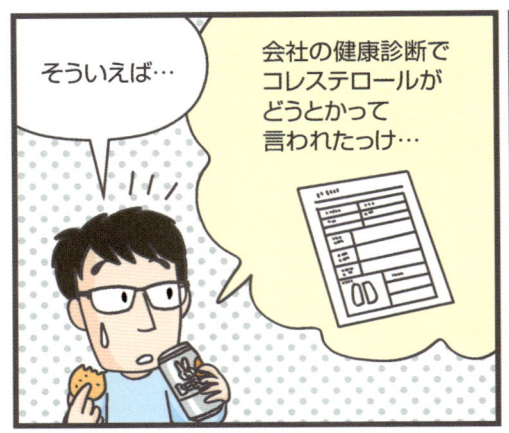
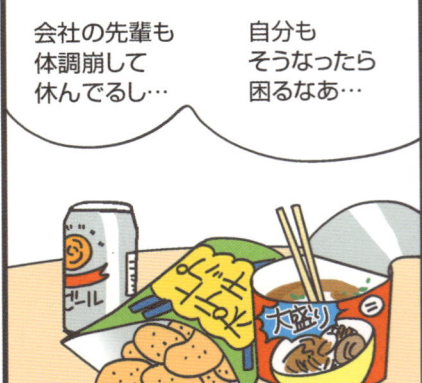
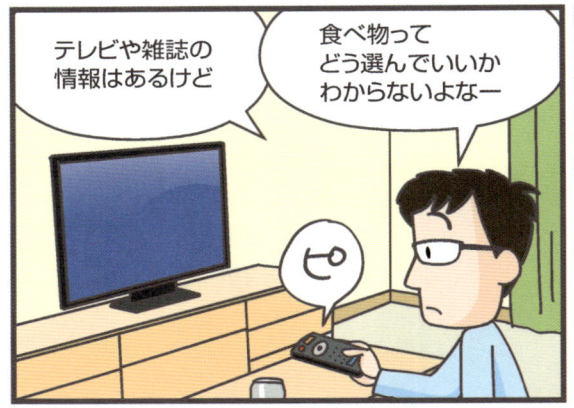
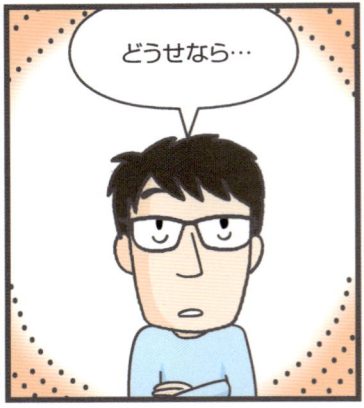
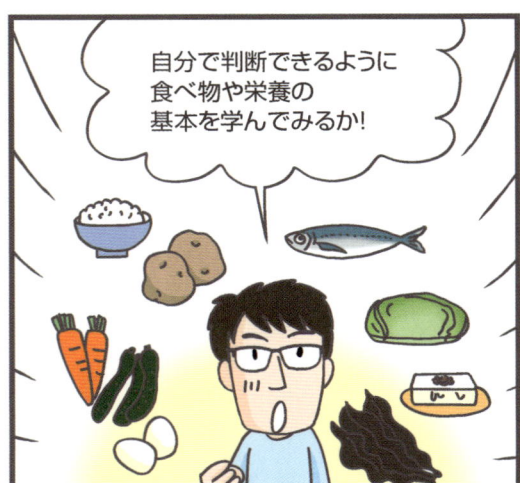
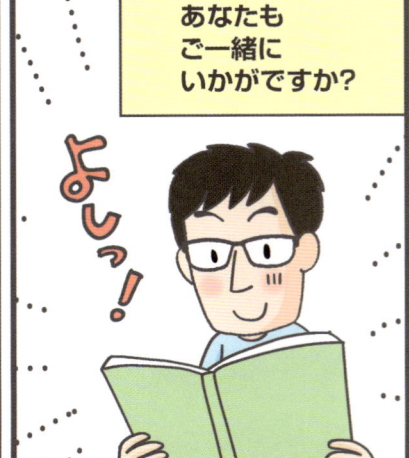

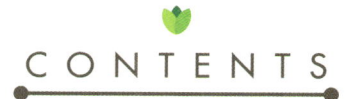

CONTENTS

栄養検定 4 級テキスト

CONTENTS

栄養検定 **3** 級テキスト

CONTENTS

本書の使い方

◉このテキストは、栄養検定4級と3級の公式テキストです

　本書は、栄養検定4級と3級の公式テキストです。

　栄養検定とは、栄養学の基本を学ぶための検定として、2015年にスタートしました。食べ物がどのように消化・吸収・代謝されるのかを理解し、日本人の食事摂取基準に掲載されている栄養素について学ぶことでバランスの良い食事の考え方を理解できます。また、食品の機能性やライフステージごとの栄養摂取について学びます。

　本書では、これら基礎的な栄養学の知識を4級と3級に分けて学ぶことで、健康的な食生活とはどのようなものかを理解し、自らの健康維持に役立てることができるよう構成されています。本書の内容および栄養検定試験問題は、厚生労働省発表の「日本人の食事摂取基準2020年版」に対応した内容となっていますので、安心して学習を進めていただけます。

1　本書の内容

　4級は、栄養学の概観を知ることができる内容となっています。難易度は、概ね調理師専門学校で学ぶ栄養学と同じ程度です。学習の仕方としては、まず、4級の内容を章の順番通りに学習されることをおすすめします。1つの章は、おおむね1～2週間程度で学習を進めるとよいでしょう。

　3級は、栄養学のさらに詳しい内容となっています。難易度は、管理栄養士養成校の「基礎栄養学」やその他の科目の基礎的な内容になっています。3級では、からだのしくみついての詳しい内容や消化・吸収の仕組み、代謝、各栄養素の働き、さらにライフステージごとの注意点、疾病と栄養素の関連などを学習することができます。1つの章は、概ね半月～1カ月程度で学習を進めるとよいでしょう。

　なお、4級の内容を先に学習して、栄養学の概略をつかんでから3級の内容に取り組むようにしましょう。

② おすすめの学習の流れ

本書はどのページから学んでも、必要な知識を学ぶことができますが、より効果的な学習方法を紹介します。

| 4級の各章の学習の
ポイントを確認 | 各章の扉に記載されている学習のポイントを確認しておきましょう。該当の章でどんなことを学ぶのかをあらかじめチェックしておきます。 |

▼
▼

| 章の文章を読み進める | 本文を読み進めます。該当箇所にある表や図版の内容と本文を見比べて、本文の内容と一緒に理解するようにしましょう。 |

▼
▼

| 欄外のメモを確認する | 欄外に記載のあるメモや重要語句、用語解説は本文の理解を助けるものです。内容を確認するとともに、しっかり覚えるようにしましょう。 |

▼
▼

| 学習の内容をまとめる | テキストで学習した内容をノートに書き出してみましょう。理解した内容を自分の言葉も加えて自分なりにノートなどにまとめてみるとより理解が深まるでしょう。 |

③ 重要語句、用語解説、メモについて

本文とは別に、重要語句、用語解説、メモを欄外に記載しています。これらも試験の出題範囲となっていますので、しっかり覚えましょう。

重要語句　テキストの内容を学ぶ上で覚えておくべき重要な語句を解説しています。しっかり覚えるようにしましょう。

(?)
用語解説　栄養学を学ぶ上で必要な用語や関連する分野の用語です。どのような意味の用語なのかを理解しておきましょう。

メモ　学んでいる内容に付随した情報です。理解を深めるのに活用しましょう。

栄養検定受験のご案内

　本書で学んだら、栄養検定試験に挑戦してみましょう。栄養検定試験は、全国にある会場のコンピューターを使って受験できるので、都合に合わせていつでも受験が可能です。

受験資格 ▶ どなたでも受験することができます。

試験期間 ▶ 原則として通年（問題の入れ替え等で年度末前後に、受験できない期間が発生することがあります）。

受験方法 ▶ CBT試験

　CBT試験のCBTとは、Computer Based Testing方式の略で、CBT会場でコンピュータを使って受験するシステムのことです。栄養検定のCBT試験会場は、全国すべての都道府県にあります。受験申込ページでご都合のよい会場を選び、さらに、ご都合のよい受験日時を選んで受験いただきます。

1　受験申込方法

　栄養検定ホームページの「栄養検定試験ページ」の申込みボタンをクリックして、以下のページに移ります。

URL https://cbt-s.com/examinee/examination/eiyoukentei.html

　CBT試験のページに入ったら、会員登録を行います（既に登録済みの場合は、ログインする）。
　なお、このページの右上から全国のテストセンターの場所の一覧と各テストセンターの空席情報を確認することができます。

会員登録を行うと、登録したメールアドレスに「受験者登録URLのお知らせ」というメールが送られてきますので、会員登録を完了します。

会員登録後、受験したい級、会場、日時を選んで受験を予約してください。それから受験料の支払いページに移り、手続きを完了させてください。

手続きを完了すると、受験日程などが会員登録したメールアドレスに送付されます。

2 受験当日について

● 受験日当日は、予約した会場に5〜30分前までに到着してください。遅刻すると受験できない場合があります。
　※CBT試験会場は、栄養検定以外の検定試験も行っています。

● 問題は、パソコンの画面上に表示されます。解答を選択肢の中から選び、正しいと思う解答をクリックして、次の問題にすすみます。

● 試験時間が終了したら、結果をその場で受け取ることができます。合格された方は、登録時の住所宛に後日、認定証が郵送されます。大切に保管しておきましょう。

栄養検定 4級 テキスト

第 **1** 章

食生活と健康

・・・・・・・・・・・・・・**学習のポイント**・・・・・・・・・・・・・・

この章では、栄養と栄養素の違いや食事のおいしさなど、食生活がどのような要素で成り立ち、健康に影響を与えているのか、食生活と健康との関連について概略を学びます。

- 現在の日本人に不足している栄養素を知る。
- 食事の意義、薬との違いを理解する。
- 栄養と栄養素の違いを理解する。
- 栄養素の種類と大まかな働きを理解する。
- 体組成と食事の違いを理解する。
- 健康を保つための栄養素摂取のポイントを理解する。
- 栄養素の欠乏症について理解する。
- 栄養素の過剰症について理解する。
- おいしさと味の構成について理解する。
- 体のリズムと食事の関連を理解する。
- 子どもにおける朝食の影響を理解する。

食生活と健康

栄養と健康

　日本人の平均寿命は、明治から大正、昭和初期では、男女共に50歳以下でした。

　第二次世界大戦後、食事の内容が変化し、良質のたんぱく質、脂質、ミネラル、ビタミンを十分摂取することができるようになったことや、衛生や医療の発達に伴い、日本人の平均寿命は大きく伸び、現在は男女ともに80歳を超えました。このおよそ100年の間に平均寿命は30歳以上も伸びています。

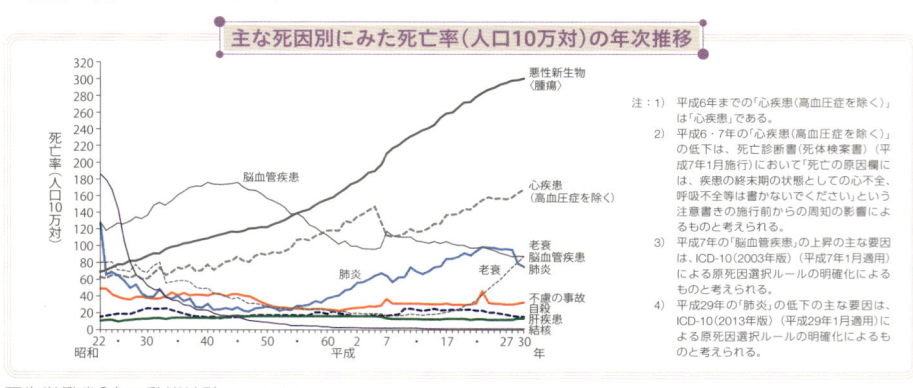

日本人の平均寿命の推移

厚生労働省「第22回完全生命表」平均余命の年次推移データより抜粋

　一方、近年では食の多様化によるエネルギーや栄養素の過剰摂取、偏りといった新たな問題が発生しています。以前の死因別疾患はたんぱく質不足や食塩摂取の過多による脳血管疾患が多かったものが、現在では悪性新生物、**心疾患**が多くなってきました。また、糖尿病が強く疑われる人の割合は、20歳以上の成人で男性18.7％、女性9.3％（平成30年国民健康・栄養調査）であり、高齢になるほどその割合は高くなっています。

主な死因別にみた死亡率（人口10万対）の年次推移

厚生労働省「人口動態統計2018」より

注：1）平成6年までの「心疾患（高血圧症を除く）」は「心疾患」である。
　　2）平成6・7年の「心疾患（高血圧症を除く）」の低下は、死亡診断書（死体検案書）（平成7年1月施行）において「死亡の原因欄には、疾患の終末期の状態としての心不全、呼吸不全等は書かないでください」という注意書きの施行前からの周知の影響によるものと考えられる。
　　3）平成7年の「脳血管疾患」の上昇の主な要因は、ICD-10（2003年版）（平成7年1月適用）による原死因選択ルールの明確化によるものと考えられる。
　　4）平成29年の「肺炎」の低下の主な要因は、ICD-10（2013年版）（平成29年1月適用）による原死因選択ルールの明確化によるものと考えられる。

用語解説 **心疾患**：心臓に起こる病気の総称で、心疾患の多くは「虚血性心疾患」です。虚血性心疾患は、心臓の筋肉へ血液を送る冠動脈の血流が悪くなって、心筋が酸素不足・栄養不足に陥るものをいい、狭心症や心筋梗塞などがあります。虚血性心疾患は高血圧、脂質異常、喫煙、高血糖の他、メタボリックシンドロームが主な原因となっています。

　また、さまざまな食品が手に入る状況であるにもかかわらず、日本人に不足している栄養素もあります。日本人はカルシウム摂取量が低く、特に中年期以降の女性の骨粗しょう症の原因となっており、若者や女性は鉄不足による鉄欠乏性貧血などが問題となっています。若い女性はダイエット志向が強いことによる栄養素不足の懸念がある他、男性は、コンビニや中食、外食が多いことによるエネルギーや食塩の過剰摂取、ビタミン、ミネラルの欠乏による代謝障害が懸念されています。多くの食品が手に入る環境であるからこそ、食事のバランスを整えるための知識が必要といえます。

食事の意義

　食事は生命を維持し、生活活動を行うために必要な栄養素を補給します。見た目も美しくおいしい食事をとることは、単に栄養素を補給するだけではなく、生活を楽しみ精神的な充足感をもたらすという要素も含んでいます。しかしながら、食事は、毎日のことであるが故に、健康の根幹であるにも関わらず、おろそかになりやすいものでもあります。食事内容が過剰であったり不足であったりしても、その事実を自覚することは難しく、不適切な食事が長期間続くことによってもたらされる病変に気づいて、初めて食事内容が不適切であったことに気づくことも少なくありません。食生活の改善に取り組みよりよい身体状況を取り戻そうとしても、薬の効果と違い食事による効果はすぐには現れないことを認識しておくことが肝要です。つまり、日々の食事を大切にする積み重ねが健康な体を維持することにつながるのです。

栄養とは

　ヒトは、生きていくために食事として「栄養素」を摂取し、消化・吸収することで体内に取り込み、代謝し、体を構成する成分やエネルギーとして利用します。また不要になった物質は体外に排泄します。この一連の生命の営みのことを「栄養」といいます。「栄養素」は、「栄養」のために体外から取り入れる物質のことであり、「栄養素」と「栄養」は意味が異なります。

　「栄養素」には、大きく分けて糖質、脂質、たんぱく質、ビタミン、ミネラルの5つが

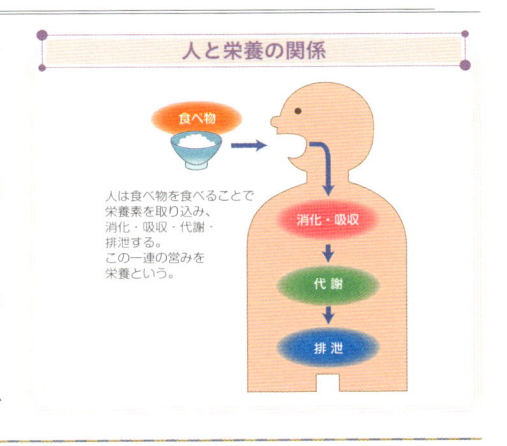

人と栄養の関係

人は食べ物を食べることで栄養素を取り込み、消化・吸収・代謝・排泄する。この一連の営みを栄養という。

食べ物 → 消化・吸収 → 代謝 → 排泄

重要語句

代謝：代謝(metabolism)とは、生命維持のために食物を摂取し、体内に吸収された物質が化学的変化を受ける化学反応のことをいいます。

あり、食物繊維、水なども栄養素と考えます。また、これら以外に機能性成分やポリフェノール類、カロテノイド類、ビタミン様物質などのフィトケミカルと呼ばれる成分があり、体の機能を調節し栄養素と似た働きをします。

　エネルギー源となる炭水化物、脂質、たんぱく質は、どれか1つだけを摂っていればよいというものではありません。炭水化物に含まれる糖質は、素早くエネルギーになる一方、脂質は、消化・吸収に時間がかかるため、両方を摂取することでエネルギーを効率よく使うことができます。

　たんぱく質は、エネルギー源として使うこともできますが、筋肉や血液の成分、酵素、ホルモンなどとして、さまざまな生理機能を持ちます。また、ビタミンやミネラルなどの栄養素が十分に供給されなければ、摂取したエネルギーの利用効率が悪くなります。

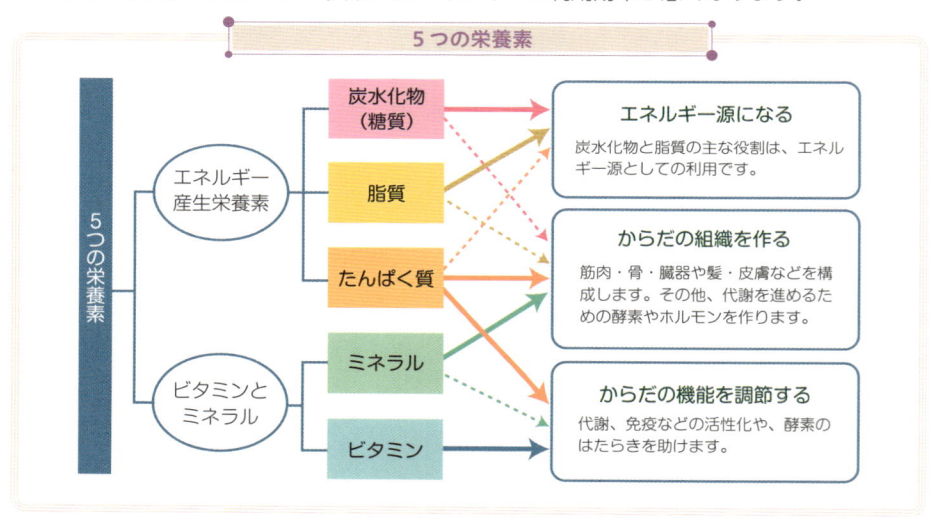

体組成と食事

　日本人の水分を除いた栄養素摂取量の重量割合は、炭水化物約66%、脂質約13%、たんぱく質約18%、ミネラル約3%です。これに対し水分を除いた**体組成**の割合は、成人男性の場合で炭水化物約2%、脂質約40%、たんぱく質約43%、ミネラル約15%です。食事で最も多い炭水化物は、摂取された後、すぐにエネルギーとして利用され、最終的には水と二酸化炭素となって体外に排出されます。また、使いきれなかった炭水化物（糖質）は、脂質に変換されて体に脂肪として蓄積されます。体内の糖質は、血糖などのごくわずかな量のみとなります。

（？）用語解説　**体組成**：身体の成分組成のことで、主要成分は「水分・たんぱく質・脂質・ミネラル」の4つ。また「脂肪・骨・除脂肪軟組織」の3要素に分類することもあります。

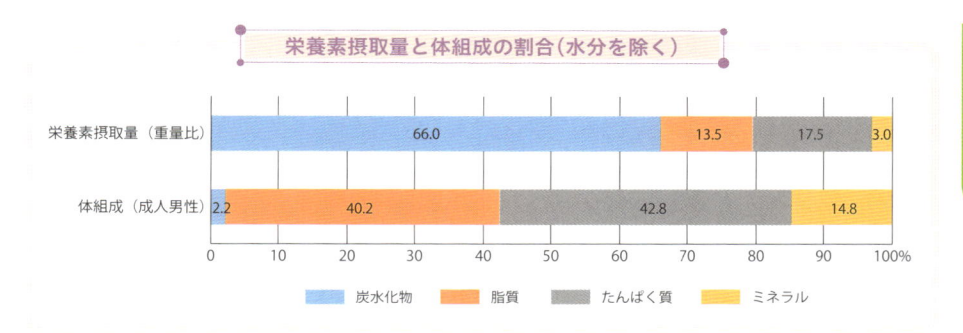

栄養素摂取量と体組成の割合（水分を除く）

栄養素摂取量（重量比）	66.0	13.5	17.5	3.0
体組成（成人男性）	2.2	40.2	42.8	14.8

0 10 20 30 40 50 60 70 80 90 100%

■ 炭水化物　　■ 脂質　　■ たんぱく質　　■ ミネラル

栄養素と健康

　栄養素の摂取量は、多すぎても少なすぎてもよくありません。「適量」を摂取することが重要です。その理由は、多くの栄養素に欠乏症と過剰症があるからです。具体的にどのような欠乏症と過剰症があるのかを見てみましょう。

（1）欠乏症

　栄養素やエネルギーが不足すると健康に大きな影響を及ぼします。代表的な重度栄養失調症としては、クワシオコールとマラスムスがあります。

　クワシオコールは、著しくたんぱく質が欠乏した状態で、腹部が膨張するという特徴があります。これは、極度のたんぱく質不足によって浮腫、腹水、免疫力の低下が起こるためです。マラスムスは、たんぱく質欠乏に加えてエネルギーも不足している状態で、体重の著しい減少が特徴です。これは、エネルギー不足を補うために筋たんぱく質が分解されるからです。

　こうした欠乏症は、発展途上国の子どもたちに多く見られますが、日本においても悪性腫瘍や、肝硬変の患者、高齢者などに見られ、筋肉の減少によって日常生活に影響を与え、QOL（生活の質）の低下を招く原因となります。

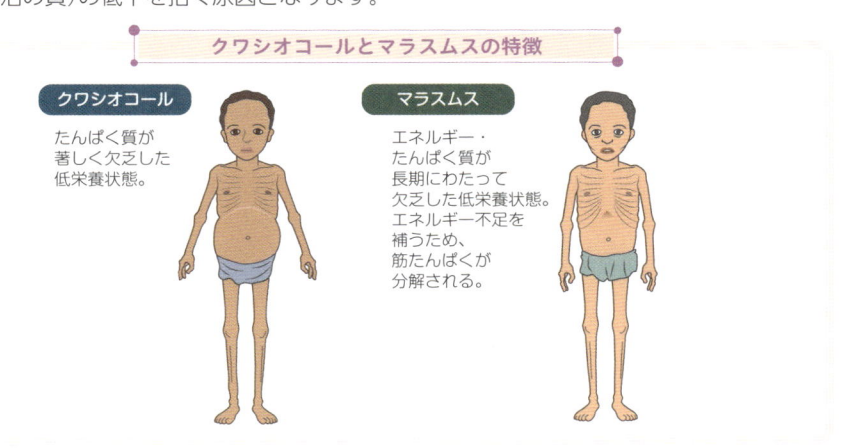

クワシオコールとマラスムスの特徴

クワシオコール
たんぱく質が
著しく欠乏した
低栄養状態。

マラスムス
エネルギー・
たんぱく質が
長期にわたって
欠乏した低栄養状態。
エネルギー不足を
補うため、
筋たんぱくが
分解される。

ビタミンやミネラルの主な欠乏症としては、夜盲症（ビタミンＡ）、くる病（ビタミンＤ）、脚気（ビタミンＢ₁）、壊血病（ビタミンＣ）、骨粗しょう症（カルシウム）、味覚障害（亜鉛）、貧血（鉄）などがあります。

　　日本では、女性においてダイエット志向が強く特に若い女性で「やせ」（BMI18.5未満）の割合が高くなっています。無理なダイエットは、たんぱく質やカルシウム、鉄などの栄養素の不足を招く原因となります。「やせ」の女性が出産した場合、その児は「低出生体重児」となるリスクが高くなることが指摘されています。低出生体重児は、将来、生活習慣病になりやすいとされており問題です。

　　また、単身世帯では、外食や中食の利用が増えることでビタミンやミネラルの不足になりやすく、代謝障害を引き起こすリスクが高くなりがちです。

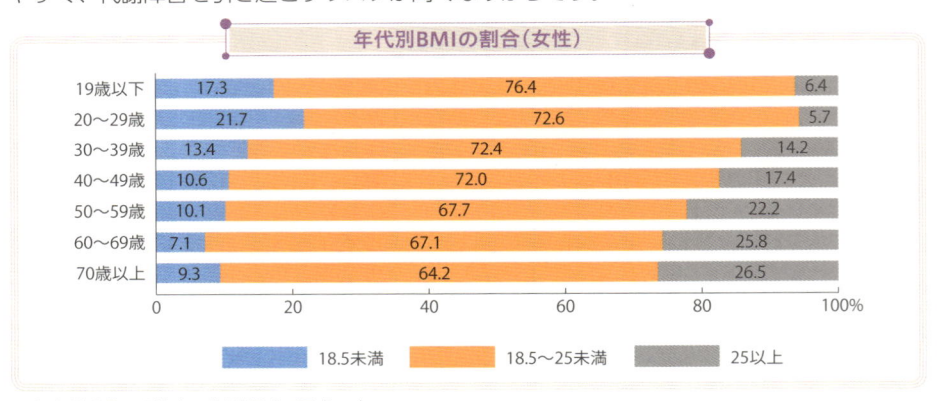

年代別BMIの割合（女性）

	18.5未満	18.5～25未満	25以上
19歳以下	17.3	76.4	6.4
20～29歳	21.7	72.6	5.7
30～39歳	13.4	72.4	14.2
40～49歳	10.6	72.0	17.4
50～59歳	10.1	67.7	22.2
60～69歳	7.1	67.1	25.8
70歳以上	9.3	64.2	26.5

厚生労働省「国民健康・栄養調査」平成29年

（2）過剰症

　　エネルギーを過剰に摂取すると、体に脂肪が蓄えられ肥満となります。日本肥満学会における肥満の定義は、BMI25以上とされています。肥満は、皮下脂肪型肥満と内臓脂肪型肥満に分けられ、内臓脂肪型肥満を特に「メタボリックシンドローム」といいます。メタボリックシンドロームは、糖尿病、高血圧症、脂質異常症などの生活習慣病や、動脈硬化性疾患を発症するリスクが高くなります。過食と運動不足による体脂肪の蓄積や食塩の過剰摂取は、**血糖値**や血圧を上昇させ、**脂質代謝異常**を引き起こし、動脈硬化による心筋梗塞や脳卒中発作の要因となるのです。脂溶性ビタミンについては、体内に蓄積されやすいため、過剰症を起こしやすく注意が必要です。

重要語句

BMI：BMIの計算式は、体重（kg）÷身長（m）²。日本人の食事摂取基準2020年版における目標とするBMIの範囲は、18～49歳で18.5～24.9、50～64歳で20.0～24.9、65～74歳で21.5～24.9、75歳以上で21.5～24.9です。
血糖値：血液内のブドウ糖の濃度のことです。血糖値が基準値の半分以下になると脳組織は正常に機能しなくなります。血糖値を基準値で維持することは、脳・神経系にとって非常に重要です。

用語解説

脂質代謝異常：体内の脂質が多くなりすぎて血液中のLDLコレステロール（悪玉コレステロール）や中性脂肪が多くなりすぎている状態、またはHDLコレステロール（善玉コレステロール）が少なく、脂質の代謝に異常をきたしている状態をいいます。

肥満と関連する病気や症状

2型糖尿病	インスリンの不足や作用低下により発症。糖尿病網膜症、糖尿病腎症、糖尿病神経障害などの合併症を引き起こす。
脂質異常症	LDLコレステロールまたは中性脂肪の増加、HDLコレステロールの減少した状態。動脈硬化などの原因となる。
動脈硬化症	動脈の血管壁に脂質が蓄積し、血管内腔が狭くなった状態。狭心症や心筋梗塞などを起こしやすくなる。
高尿酸血症・痛風	血液中の尿酸値が高くなる(高尿酸血症)。足の指などに尿酸の結晶ができ、強い痛みを感じる(痛風)。
高血圧	動脈硬化を促進し、心臓・血管・腎臓などの負担が大きくなる状態。
脂肪肝	肝臓の細胞に中性脂肪が蓄積した状態。
変形性関節症	膝などの関節が変形し、痛みを感じたり、関節が動かしにくくなる。
睡眠時無呼吸症候群	睡眠中に呼吸が一時的に停止する。睡眠不足になり、日中にも眠気をもよおす。

栄養素の過不足によって生じる症状・疾病

栄養素	過剰症(主なもの)	欠乏症(主なもの)
糖質	肥満、糖尿病	体重減少(筋肉量の減少)
たんぱく質	腎臓への負担	成長障害、低アルブミン血症
脂質	肥満、脂質異常症、動脈硬化、糖尿病	エネルギー不足、脳血管疾患、便秘、脂溶性ビタミンの吸収低下
食物繊維	通常はない。サプリメントなどを過剰摂取した場合、便がゆるくなる、必要な栄養素の吸収低下	便秘
ビタミンA	頭痛、脱毛、筋肉痛、妊婦の場合は胎児奇形のリスクが上がる	角膜乾燥症(乳幼児)、成長阻害、骨・神経の発達抑制、夜盲症
ビタミンD	全身の倦怠感、食欲不振、嘔吐、高カルシウム血症、腎障害	骨軟化症、くる病、骨粗しょう症
ビタミンB$_1$	頭痛、不眠、皮膚炎	脚気、食欲不振、精神不安定、ウェルニッケ・コルサコフ症候群
ビタミンB$_2$	通常はない	口角炎、口唇炎、舌炎、皮膚炎
ビタミンB$_6$	感覚神経障害	食欲不振、口内炎
ビタミンB$_{12}$	通常はない	悪性貧血、末梢神経障害
ビタミンC	サプリメントなどで過剰摂取した場合、下痢、腎機能障害がある場合、腎シュウ酸結石のリスクを高める	壊血病、出血、骨形成不全、成長不全
ビタミンE	出血、筋力低下、疲労、吐き気、下痢	動脈硬化、老化のリスクを高める、溶血性貧血
ビタミンK	溶血性貧血や核黄疸(幼児)、呼吸困難や貧血(成人)	出血、カルシウムの吸収不足、新生児の出血症
葉酸	通常はない	巨赤芽球性貧血、動脈硬化の危険性の上昇、神経管閉鎖障害
ビオチン	通常はない	皮膚炎、脱毛、食欲不振
ナイアシン	下痢、肝機能障害	皮膚炎、下痢、精神神経症状を呈するペラグラ
パントテン酸	通常はない	免疫力の低下、動脈硬化、成長障害、体重減少、皮膚炎、脱毛

栄養素	過剰症（主なもの）	欠乏症（主なもの）
カルシウム	食欲不振、腎・尿路結石、高カルシウム血症	骨折、骨粗しょう症、骨や歯の形成障害
鉄	ヘモクロマトーシス（鉄代謝異常）、嘔吐	貧血、めまい、成長抑制
亜鉛	貧血、めまい、吐き気	成長障害、性機能障害（成人男性）、味覚障害、皮膚炎、免疫力低下
銅	通常はない。遺伝的に銅が体内に蓄積する病気の場合、肝障害、腎不全、脳神経障害	貧血、めまい
カリウム	高カリウム血症、不整脈	通常はない
マグネシウム	サプリメントの過剰摂取の場合、軟便、下痢	心疾患、低カルシウム血症
リン	カルシウムの吸収を妨げる、副甲状腺機能亢進	骨軟化症、くる病、発育不全
ヨウ素	甲状腺肥大、甲状腺機能亢進症	甲状腺肥大、精神遅滞、成長発達異常
マンガン	中毒症の場合、肺炎、中枢神経障害	骨代謝異常、糖質脂質代謝異常
モリブデン	通常はない	通常はない
セレン	脱毛、胃腸障害、疲労感、神経系異常	克山病、成長障害、筋肉萎縮、免疫力低下
クロム	通常はない	体重減少、インスリン感受性の低下、脂質代謝異常
ナトリウム	高血圧、むくみ、胃がんのリスクが高まる	血圧低下、脱水症

おいしさとは

　食においておいしさは、重要な要素のひとつです。食べ物を食べた時の味、におい、テクスチャーなどの情報をそれぞれ口腔や鼻などで感じ取り、神経を伝って大脳皮質のそれぞれの感覚野に送られます。

　感覚野に送られた情報は、大脳皮質連合野で統合され、これら統合された感覚情報は、偏桃体、視床下部、海馬で相互にやりとりされ「おいしい」「まずい」などの評価がされます。ヒトは、この過程で食べ物が安全かどうかを判断すると同時に唾液や胃液、膵液などの分泌も促しています。

脳の構造

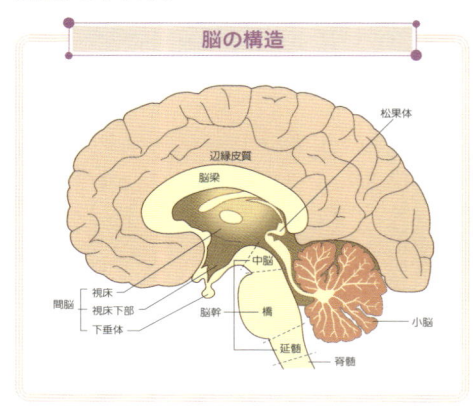

脳の感覚野の位置

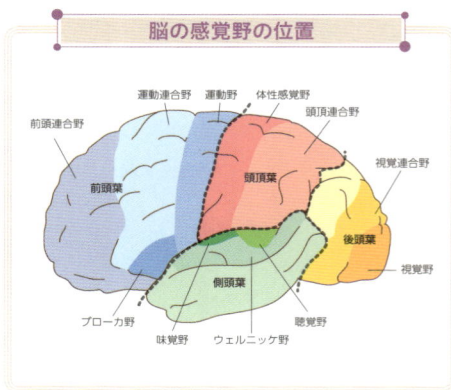

おいしさの評価は「味」の他に見た目、香り、歯ごたえなどが影響しますが、味は最も大きな影響があります。また、食習慣や文化的な背景、誰とどこで食べたかなどの食事の環境、本人の心理状況や身体状況などもおいしさに影響します。

舌にある味蕾でキャッチされた味は、「甘味」「塩味」「酸味」「苦味」「うま味」の5つの基本味を感知します。基本味以外には、辛味、渋味、えぐ味、アルカリ味、金属味、こくなどがあります。基本味以外の味は味蕾ではなく別の器官が感じているものです。例えば、辛味は、味蕾近くの神経に痛みに近い刺激として認識されます。

ヒトの味蕾は、出生時から味を感じる能力が備わっており、生後3〜9か月で味を感じる能力を獲得すると考えられています。味蕾は舌だけでなく、口の中の粘膜にも分布しており、その数は乳児が最も多く加齢と共に減少します。乳児期は、味の感受性が最も鋭敏な時期であり、高齢になるとやや低下する傾向にありますが、個人差が顕著であるという特徴があります。

5つの基本味

味	味の元になる物質
甘味	糖類（ブドウ糖、果糖、麦芽糖）
塩味	ミネラル類（食塩など）
酸味	酸類（酢酸、クエン酸、乳酸など）
苦味	カフェイン、テオブロミンなど
うま味	グルタミン酸など

うま味成分の種類

分類	成分名	主な食品
アミノ酸系	グルタミン酸	昆布、しょうゆ、トマト、玉露
核酸系	イノシン酸	かつお節、豚肉、牛肉、鶏肉
	グアニル酸	しいたけ、えのきだけ
有機酸系	コハク酸	貝類、日本酒

その他の味成分

味	味の元になる物質
辛味	カプサイシン、ピペリン（こしょう）、ジンゲロン（しょうが）など
渋味	タンニン、カテキンなど
えぐ味	ホモゲンチジン酸（たけのこ、さといも、ほうれん草など）、シュウ酸など

▋ 時間栄養学

時間栄養学は、栄養学の「何を、どれだけ食べるのか」に加えて「いつ食べるのか」という概念を取り入れた考え方です。ヒトの体は、独自の1日の生体リズムを持っています。生体リズムを保つのに食事の時間は重要な役割を持っているのです。

（1）日週リズム

ヒトの体内には、気温や生活環境の変化などによる外的環境変化に順応する形で徐々に形成されてきた体内リズムが備わっています。体内リズムは、睡眠や体温、血圧などを周期的に変動させるしくみで、1日周期の概日リズム（サーカディアンリズム）があり、このリズムが乱れると代謝が狂い、健康にも影響があることが明らかになりつつあります。

概日リズムは、体内時計（生物時計）によって保たれています。体内時計は、生物体内で時

間の変化を測定する機構のことで、中枢時計と末梢時計があります。中枢時計は脳の視床下部にある視交叉上核に存在し、時計遺伝子の働きで25時間周期の体内リズムが形成されます。時計遺伝子は睡眠や体温、いくつかのホルモンを支配しています。

　代表的なものに副腎皮質ステロイドホルモンである**コルチゾール**と松果体から分泌される**メラトニン**というホルモンがあります。コルチゾールは、起床前に分泌が高まり日中は多く、夜間に少なくなります。一方、メラトニンは、夜間に分泌量が最も多くなります。

　中枢時計は、朝目覚めた時の強い太陽光によって24時間周期にリセットされます。視交叉上核は、気温、騒音、食事、メラトニンなどのホルモンの影響を受けています。末梢時計は、中枢時計からの指令によりリセットされますが、同時に朝食からのエネルギーも必要です。このため、朝食を抜くと末梢時計がうまく働かずエネルギー消費量が減少し肥満などの生活習慣病につながることも分かってきています。また、心筋梗塞や心不全、脳内出血、脳梗塞は、午前中に発症頻度が高く、このようないくつかの疾病は起こるタイミングが1日のうちで相違します。また、骨がカルシウムを蓄積する時間帯は夕方以降であることがわかってきました。

(2)朝食と子ども

　前日の食事から長時間の空腹を経た後に食べる朝食は、1日24時間のリズムを整えることにつながります。特に成長期の子どもにとって、朝食は非常に重要です。「全国体力・運動能力、運動習慣等調査」（スポーツ庁）では、朝食を毎日摂取する子どもに比べて食べない子どもでは、肥満が多く、運動能力も低いという結果が出ています。また「全国学力・学習状況調査」（文部科学省）において毎日朝食を食べている子どもは、学力テストの点数が高いことが示されています。

　朝食を欠食すると、午前中の血糖値は低下し、体温が低くなり、脳の働きやエネルギー産生の量が低下します。エネルギーを補給するために糖新生反応による筋肉たんぱく質の分解と体力低下が引き起こされ、さらに昼食や夕食の量が増えることで血糖値の急上昇や脂肪合成促進が亢進すると考えられます。

? 用語解説　**コルチゾール**：副腎皮質から分泌されるホルモンの一つで、糖新生（肝臓）、たんぱく質代謝（筋肉）、脂肪の分解などの代謝の促進（脂肪組織）、抗炎症、免疫抑制などの働きがあり、ストレスを受けると分泌が増える。
　メラトニン：季節のリズムや概日リズム（サーカディアンリズム）の調節作用をもつホルモン。弱い催眠作用がある。

第 **2** 章

遺伝子と栄養

· · · · · · · · · · · · **学習のポイント** · · · · · · · · · · · ·

ヒトは一人ひとり違う遺伝子を持ち、その違いは体質となって表れ
ます。遺伝子のしくみを理解し、どのような遺伝子が生活習慣病と
関連があるのか、また体細胞遺伝子の変異(がん)について基礎的な
ことを学びます。

- ●遺伝子とは何かについて理解する。
- ●たんぱく質の合成と遺伝子発現の個人差について理解する。
- ●生活習慣病と関連する遺伝子多型を理解する。
- ●遺伝子変異によってどのような影響があるのかを理解する。
- ●体細胞遺伝子の変異(がん)のプロセスについて理解する。

第 2 章 遺伝子と栄養

遺伝子とは

遺伝子とは、DNA（デオキシリボ核酸）によって伝えられるたんぱく質を合成するために必要な情報のことです。

ヒトの体は60兆個*の細胞でできているとされています。1個の受精卵が細胞分裂によって2個、4個、8個、16個、32個と増え、ヒトの体が作られていきます。細胞が分裂するときに同じDNAが複製されるため、細胞はすべて同じDNAを持つことになります。

DNAは、五炭糖、リン酸と4種類の塩基が結びついた核酸の構成単位であるヌクレオチドがいくつも連結して1本の長い鎖となり、この鎖2本が対になり二重らせん構造になっています。ヌクレオチドの4種類の塩基配列の組み合わせによってさまざまな遺伝情報が伝えられているのです。その鎖は、ヒストンというたんぱく質に巻かれて折りたたまれ、染色体を構成しています。ヒトは染色体を46本持っており、その染色体は、父親と母親から受け継いだ染色体が対になっているため全部で23対の染色体を持っています。

ヒトとして必要な遺伝情報はDNAに存在し、こうしたヒトの全遺伝情報をゲノムといいます。ヒトゲノムの99.9％は万人に共通のものであり、残りの0.1％の違いが個人差となります。

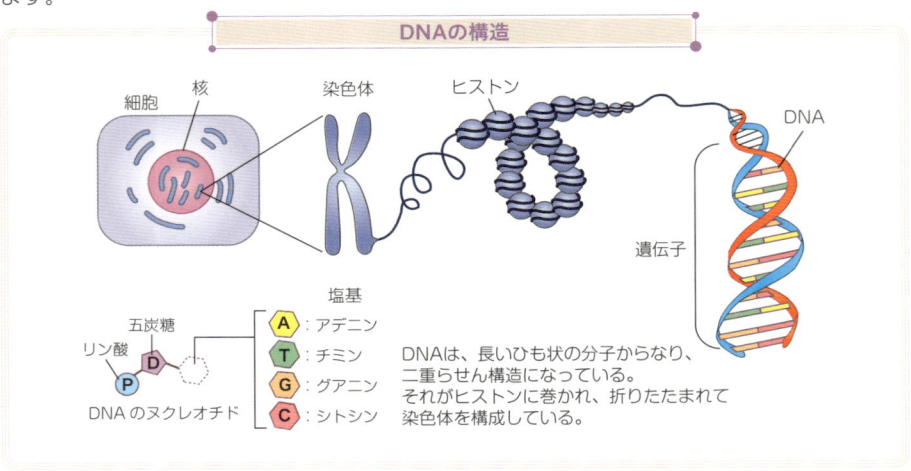

DNAの構造

細胞　核　染色体　ヒストン　DNA

遺伝子

塩基
- A：アデニン
- T：チミン
- G：グアニン
- C：シトシン

リン酸　五炭糖
P　D

DNA のヌクレオチド

DNAは、長いひも状の分子からなり、二重らせん構造になっている。それがヒストンに巻かれ、折りたたまれて染色体を構成している。

メモ

*37兆個と推定している研究もあります。

たんぱく質の合成

たんぱく質の合成は、遺伝子から転写（RNA生成）、翻訳などの各プロセスを経て行われます。体を構成する細胞はすべて同じゲノムを持ちますが、肝臓、筋肉、脂肪などそれぞれ体の部位によって細胞の機能は異なります。

DNAから転写されたRNAの遺伝情報をもとにさまざまなたんぱく質が合成されることを遺伝子発現といいますが、遺伝子発現ではそれぞれの細胞の機能に必要なたんぱく質を必要な時に必要なだけ作るように調節されています。RNAを合成する際の調節に関わるたんぱく質のことを転写因子と呼びます。

こうした遺伝子発現には個人差があり、遺伝子のわずかな差が合成されるたんぱく質の量や生理機能の個人の差となって現れます。このような差は、個々人の太りやすい、血圧が上がりやすいなどといった体質の違いに影響していると考えられます。

また、摂取した栄養素は、代謝に関わるたんぱく質合成の調節に関与し、直接遺伝子発現に関わる場合もあります。例えば、ビタミンAやD、鉄などは細胞核内に入り込み、核内受容体と結合して直接遺伝子に作用してたんぱく質を合成させます。

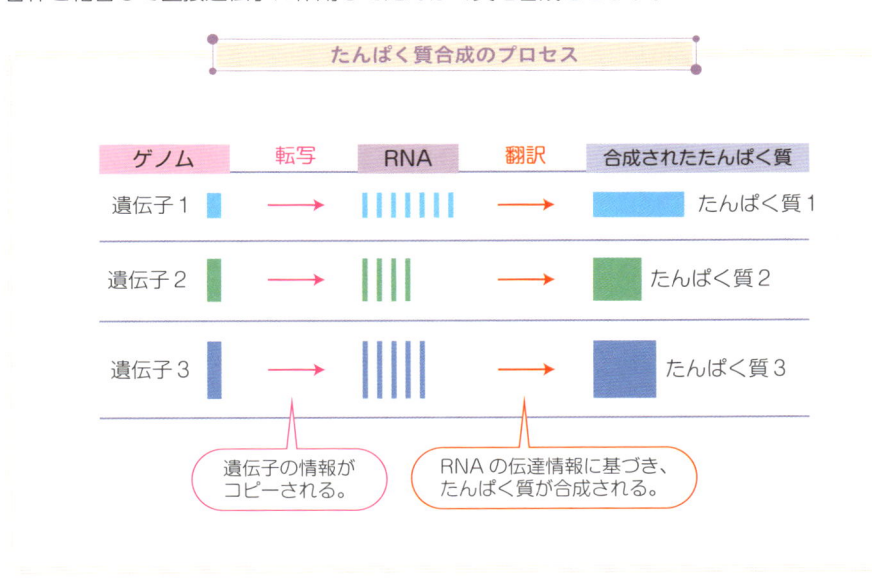

たんぱく質合成のプロセス

ゲノム	転写	RNA	翻訳	合成されたたんぱく質
遺伝子1	→	‖‖‖‖‖‖	→	たんぱく質1
遺伝子2	→	‖‖‖‖	→	たんぱく質2
遺伝子3	→	‖‖‖‖	→	たんぱく質3

遺伝子の情報がコピーされる。

RNAの伝達情報に基づき、たんぱく質が合成される。

重要語句 **RNA**：リボ核酸。たんぱく質の合成に関与します。一般にDNAを鋳型として合成され、メッセンジャーRNA、トランスファーRNA、リボソームRNAの3種があります。

4級 第2章 遺伝子と栄養

生活習慣病と遺伝子多型

　個人の遺伝子の差は、DNAの塩基配列の違いによる差です。ヒトのDNAにはおよそ30億個の塩基対があり、同じ部分の塩基配列の違いが集団の1％以上の頻度で存在する場合を遺伝子**多型**といいます。1つの塩基の違いによって起こる遺伝子多型を一塩基多型（single nucleotide polymorphism）といい、頭文字をとってSNP（スニップ）といいます。

　ヒトゲノムの中には、300万～1000万か所のSNPがあるとされており、これらSNPは個人の体質や生活習慣病の発症に関与するとされています。

生活習慣病に関わる主な遺伝子

	遺伝子の名称
肥満に関わる遺伝子	レプチン受容体遺伝子、β3アドレナリン受容体遺伝子、ＵＣＰ3（脱共役たんぱく質3）遺伝子など
糖尿病に関わる遺伝子	インスリン受容体遺伝子など
脂質異常症に関わる遺伝子	ＬＤＬ受容体遺伝子、リポたんぱく質リパーゼ遺伝子、アポたんぱく質Ｅ遺伝子など
高血圧症に関わる遺伝子	アンジオテンシノーゲン遺伝子

遺伝子変異による影響

1）脱共役たんぱく質（UCP3）遺伝子

　脱共役たんぱく質は、全身の筋肉や褐色脂肪細胞に存在し、エネルギーを熱に変換するたんぱく質です。このため、UCP3遺伝子に変異がある場合、変異がない人に比べて体が冷えやすく、太りやすくなります。

2）β3アドレナリン受容体遺伝子

　β3アドレナリン受容体は、**カテコールアミン**と結合し、脂肪細胞に蓄積された脂肪の分解を促進します。しかし、β3アドレナリン受容体遺伝子に変異があるとカテコールアミンの作用が脂肪細胞に伝達されず、正常の人に比べてエネルギー消費が少なくなり肥満になりやすくなります。このため、β3アドレナリン受容体遺伝子は、節約（倹約）遺伝子ともいわれ、食物が安定して摂取できない環境において少ないエネルギー量で生存することができる利点がありました。

　しかし、現在のような飽食の時代においては肥満や糖尿病発症リスクのひとつとなっています。日本人においては、約3分の1の人がこの変異を持っているとされています。

用語解説

多型：生物において本来同一であるものが異なる形態や形質を示すことを指します。
カテコールアミン：カテコールの側鎖にアミノ基が結合した化合物の総称。ドーパミン、アドレナリン、ノルアドレナリンなどがあります。

３）レプチン受容体遺伝子

レプチンは脂肪細胞から分泌され、食欲を抑制しエネルギー消費を高めます。肥満症の人は、レプチン遺伝子又はレプチン受容体遺伝子に変異があり、レプチン抵抗性が生じていると考えられます 。

４）アンジオテンシノーゲン遺伝子

高血圧症は、心筋梗塞や脳卒中の危険因子に加え、食塩やアルコールの過剰摂取などによって発症します。アンジオテンシノーゲン遺伝子は、血圧上昇に関与するたんぱく質です。この遺伝子多型を持つ人は、高血圧を発症しやすいとされています。

５）ALDH2（アルデヒド脱水素酵素）遺伝子

ALDH2は、摂取したアルコールからできたアセトアルデヒドを分解する作用があります。ALDH2遺伝子に変異があるとアセトアルデヒドを速やかに分解できないため、この遺伝子型によってお酒に強い、弱いが決まります。ALDH2遺伝子に変異があり活性が弱いとあまり飲めない人、不活性の場合は全く飲めない人となります。

６）メチレンテトラヒドロ葉酸還元酵素遺伝子

メチレンテトラヒドロ葉酸還元酵素遺伝子の変異型をもつ場合、葉酸の欠乏に陥りやすくなります。日本人の約15％は変異型とされており、その場合、葉酸欠乏による動脈硬化や認知症を起こすリスクが高くなると考えられます。特異型の場合であっても、葉酸摂取量を増やすことで血中の葉酸濃度を健康なレベルに保つことができます。

▋▋ 体細胞遺伝子の変異（がん）

がんは、体細胞遺伝子の変異による細胞の異常増殖です。細胞内の損傷したDNAが間違った遺伝情報を出し、その情報に基づいてつくられた異常細胞が増殖を繰り返すことで生じます。発がんのプロセスは、イニシエーション→プロモーション→プログレッションの 3つの段階があります。

◆イニシエーション

活性酸素や発がん物質、たばこの煙などのイニシエーターによって細胞膜に変異が起こり、他の細胞と形態が異なった異形細胞が生じる段階です。生じたがん細胞を消去するがん抑制遺伝子の活性は低下します。

なお、発がん物質ではありませんが栄養素の過剰摂取もがん発生につながります。脂質過剰は大腸がん、乳がん、膵臓がん、アルコール過剰は肝臓がん、食塩過剰は胃がんの発症に関与します。このため、脂質、アルコール、食塩などの過剰摂取を避け、バランスのよい食生活を心掛けることが大切です。

活性酸素：普通の酸素分子よりも活性化された状態の酸素分子とその関連物質をいいます。体内の免疫機能や感染防御に重要な役割を果たす他、生理活性物質としても利用されていますが、過剰になると細胞を攻撃するため、体内には抗酸化防御機構が備わっています。

◆**プロモーション**

　異形細胞が分裂を開始し、がん細胞が増える段階です。この段階までは可逆反応（両方向の反応がともに起こる反応）であるため、抵抗力や免疫力があれば異形細胞まで戻ることができます。プロモーションを促進する物質はプロモーターといい、エストロゲン、胆汁酸、サッカリン、殺虫剤（DDTやBHC）などにプロモーターの作用があります。

　一方、ビタミンE、カロテノイド、カテキンなどは細胞膜を丈夫に保つことでプロモーターの働きを抑制します。

◆**プログレッション**

　早期がんとして発見されることが多い段階です。がんの悪性度が増し、染色体異常やがん細胞を無限に増殖させる作用のある酵素（**テロメラーゼ**）の発現がみられます。

？
用語解説　**テロメラーゼ**：核膜に包まれた核を持つ細胞の染色体末端（テロメア）部分に塩基を付け加える反応を触媒する酵素のこと。ほとんどのがん細胞に含まれており、がん細胞を無限に増殖させる作用があります。

第 3 章

栄養素の種類と働き

·····················学習のポイント·····················

栄養素と食物の関係を理解し、大まかな栄養素の種類とその働きについて学びます。

● 栄養素の種類について理解する。
● 食物と栄養素の関係について理解する。
● 各栄養素の主な働きについて理解する。

第3章 栄養素の種類と働き

栄養素と食物の関係

栄養素には、炭水化物（糖質）、脂質、たんぱく質、ビタミン、ミネラルの5つの栄養素があり、食物繊維、水なども栄養素と考えます。また、これら以外に機能性成分やポリフェノール類、カロテノイド類、ビタミン様物質などのフィトケミカルと呼ばれる成分があります。こうした栄養素はヒトが摂取する食物に含まれています。食物には多くの場合、複数の栄養素が含まれており、ヒトは食物を食事として摂取することで必要な栄養素を体内に取り込んでいます。

例えば穀類には、糖質、脂質、たんぱく質、ビタミン、ミネラル、食物繊維、水などの栄養素が含まれています。それぞれの栄養素は、ヒトの体の中でさまざまな働きをしています。糖質はエネルギーとなり、脂質はエネルギーや生体膜の構成成分となるほか、脂溶性ビタミンの補給を助けるなどの働きをします。また、たんぱく質は筋肉や血液などの成分になったり、エネルギーとしても使われます。

このように、ヒトは食物を食べることで複数の栄養素を摂取し、体内のさまざまな働きを支えています。

各栄養素が含まれる主な食品群

栄養素と成分		主に含まれる食品群
炭水化物	糖質	穀類、いも類、豆類、果実類、砂糖
	食物繊維	穀類、芋類、豆類、野菜類、果実類、きのこ類
脂質		油脂、肉類、魚類、乳・乳製品
たんぱく質		肉類、魚類、卵類、豆類、乳・乳製品
ビタミン		肉類、魚類、卵類、果実、野菜類、いも類
ミネラル		乳・乳製品、貝類、藻類、野菜類
フィトケミカル		野菜類、果物類、豆類

各栄養素の主な働き

（1）炭水化物

炭水化物には糖質と食物繊維が含まれています。糖質は、体内で分解されてブドウ糖になり、エネルギーとして使われます。食物繊維は、ヒトはほぼ吸収できない炭水化物です。腸内環境を整えたり、腸内の余分なものを吸着して排泄します。

（2）脂質

細胞膜やホルモン、体脂肪を構成する成分です。エネルギーとしても利用されます。

（3）たんぱく質

筋肉などの体を構成する成分になる他、酵素やホルモン、血液成分、遺伝子、免疫物質、神経伝達物質などもたんぱく質から作られます。また、エネルギーとしても利用されます。

（4）ビタミン

ビタミンは、さまざまな身体機能の維持・調節に必須の成分です。生理機能の維持やコントロール、エネルギーの利用や身体組織を作るために使われます。ビタミンは水に溶ける水溶性ビタミンと油脂に溶ける脂溶性ビタミンがあり、水溶性は、過剰に摂取しても排泄されやすいという特徴があります。脂溶性は、体脂肪部分に蓄積されるため、過剰摂取には注意が必要です。

（5）ミネラル

体を構成する材料になる他、機能性物質として体のさまざまな機能を助ける働きがあります。

栄養素の主な働き

栄養素			主な働き
炭水化物	糖質		エネルギーとなる
	食物繊維		腸内環境を整える、血糖値、コレステロール値の低下
脂質			エネルギーとなる、生体膜の構成成分となる、脂溶性ビタミンの補給を助ける、ホルモンや胆汁酸などの材料になる
たんぱく質			筋肉や血液などの成分、エネルギーとなる
ビタミン	脂溶性ビタミン	ビタミンA	目、皮膚、粘膜の健康維持
		ビタミンD	カルシウムの吸収を助ける、丈夫な骨や歯の形成、血液や筋肉のカルシウム濃度の調整
		ビタミンE	抗酸化作用、生殖機能の維持
		ビタミンK	血液凝固、骨の形成を助ける

栄養素				主な働き
ビタミン	水溶性ビタミン	ビタミンB群	ビタミンB$_1$	糖質などの代謝の補酵素となる、神経機能の維持
			ビタミンB$_2$	糖質、脂質、たんぱく質の代謝を助ける、皮膚や粘膜の機能維持する
			ビタミンB$_6$	たんぱく質の代謝を助ける、神経伝達物質の合成に関わる
			ビタミンB$_{12}$	正常な赤血球をつくる、神経細胞の機能を維持する
			ナイアシン	糖質や脂質のエネルギー利用時の酵素の働きを助ける
			パントテン酸	エネルギーの産生に関与する
			葉酸	DNAなどの合成、赤血球の生成を助ける
			ビオチン	糖質、たんぱく質、脂質の代謝を助ける
		ビタミンC		老化や動脈硬化の予防する、副腎ホルモンの合成を助ける、コラーゲンの生成の必要な成分、鉄の吸収を促進する
ミネラル	多量ミネラル	カルシウム		骨や歯の構成成分、ホルモンの分泌や筋肉の収縮、神経伝達に関与
		リン		歯や骨の形成、エネルギー生成に関わる
		マグネシウム		骨の構成成分、酵素の活性化に関与する
		ナトリウム		血圧の上昇、体液のpHの調整に関与する
		カリウム		食塩の排泄、筋肉の収縮のサポート、浸透圧を維持する
	微量ミネラル	鉄		血中での酸素の運搬に関与する、赤血球中の構成成分
		亜鉛		細胞の形成（味覚を正常に保つ）、酵素の活性化に関与する
		銅		活性酸素の除去、鉄の代謝に働く
		マンガン		酵素の活性化、骨の代謝に関わる
		ヨウ素		甲状腺ホルモンの成分、細胞の新陳代謝を促す
		セレン		抗酸化作用
		クロム		インスリンの働きを助ける
		モリブデン		尿酸の代謝に関わる、補酵素の成分

エネルギー代謝

第 4 章

········ **学習のポイント** ········

ヒトは、さまざまな身体活動を行い、どのような環境でも体温はほぼ一定に保たれています。こうした働きは無意識のうちに行われ、すべてエネルギーが必要になります。エネルギーの代謝と摂取するエネルギー量、消費するエネルギー量について理解します。

- エネルギーの種類と生物界のエネルギーをどのように利用しているのかを理解する。
- 食品の持つエネルギーは、どのように利用されるのかを理解する。
- 食品の持つエネルギーの考え方を理解する。
- 摂取するエネルギー量のバランスの考え方について理解する。
- 基礎代謝量と安静時代謝量について理解する。
- 活動時のエネルギー消費量の計算方法について理解する。
- 食事誘発性熱産生について理解する。

エネルギー代謝

エネルギーの概念

　エネルギーとは、「物理的な仕事ができる力」のことであり、体内で利用されるエネルギーには、以下の種類があります。

- ◆ **熱エネルギー** ：**体温の維持**
- ◆ **機械エネルギー**：**筋収縮、体内での物質移動（能動輸送）**
- ◆ **電気エネルギー**：**神経の刺激伝達**
- ◆ **化学エネルギー**：**体内での物質合成**

　生物界のエネルギーは、植物が太陽の光エネルギーを光合成によって化学エネルギーに変換し、でんぷんという形で蓄えたものです。人間を含む動物は、食物からでんぷんを摂取し、そのでんぷんに含まれる化学エネルギーを獲得してATP（アデノシン三リン酸）の形で利用しています。

　栄養学では、エネルギーの単位としてkcal（キロカロリー）が利用されます。1calは、1気圧のもとで純水1gを14.5℃から15.5℃に上げるのに必要な熱量です。1kcalは、その1000倍のエネルギー量になります。海外では、主に **kJ**（キロジュール）が使われています。

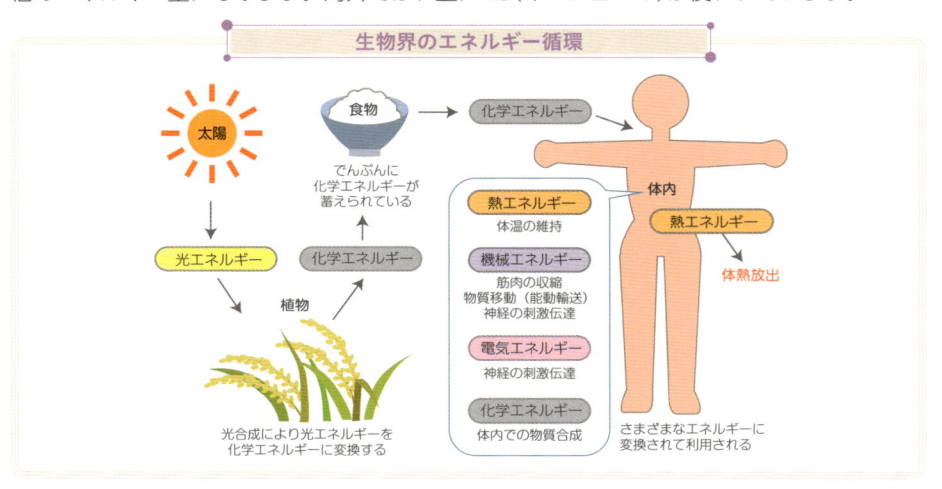

生物界のエネルギー循環

| ！ 重要語句 | **kJ**：エネルギーの単位。1kcalは4.18kJに相当します。国際的には、エネルギーの単位はジュール（J）に統一されています。質量1gのものを重力に逆らって1cm持ち上げるのに必要なエネルギー量をいいます。 |

エネルギー代謝

　食品の持つエネルギーは、生体内では酵素という触媒を使って化学反応を進めることでエネルギーを産生します。この一連の反応を代謝経路といいます。エネルギー産生の中心となる経路は、糖質から取り出されるもので「解糖系」「クエン酸回路」「電子伝達系」という代謝経路をたどることでエネルギーが取り出されます。一方、糖質以外の物質(乳酸、**グリセロール**、アミノ酸)から**グルコース**を合成する経路は「糖新生」といいます。「糖新生」の代謝経路を経て合成されたグルコースは、「クエン酸回路」「電子伝達系」を経てエネルギーとして利用されます。

物理的燃焼値と生理的燃焼値

　食品が完全に燃焼した時に生じるエネルギー量を物理的燃焼値といいます。これは、ボンブ熱量計を使って測定するもので、糖質は4.10kcal/g、脂質は9.45kcal/g、たんぱく質は5.65kcal/gのエネルギーを発します。

　糖質と脂質が実際に体内で代謝される際に発生するエネルギーは、物理的燃焼値とほぼ同じ値となりますが、たんぱく質の一部は、生体内で燃焼しきれずに尿素となって尿中に排出されます。

　1gのたんぱく質から生じる尿素は、約1.25kcalのエネルギーを含むので、生体内におけるたんぱく質の燃焼値は5.65kcal/gから1.25kcal/gを差し引いた4.40kcal/gとなります。

　この燃焼値をルブネルの係数といい、この数値にアトウォーターが測定した消化吸収率、糖質97%、脂質95%、たんぱく質92%を乗じたものを生理的燃焼値(アトウォーター係数)とし、糖質4kcal/g、脂質9kcal/g、たんぱく質4kcal/gとして広く利用されています。

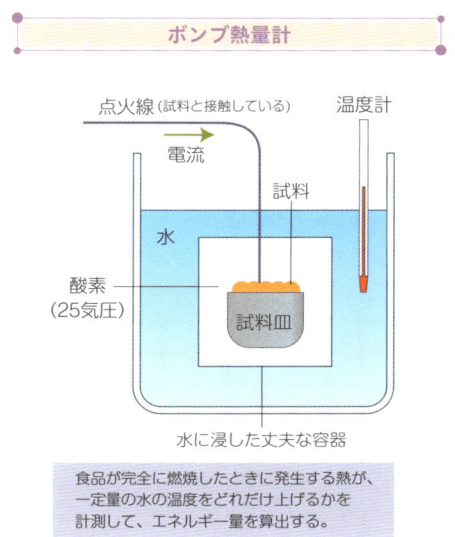

ボンプ熱量計

点火線(試料と接触している)
温度計
電流
試料
水
酸素
(25気圧)
試料皿
水に浸した丈夫な容器

食品が完全に燃焼したときに発生する熱が、
一定量の水の温度をどれだけ上げるかを
計測して、エネルギー量を算出する。

(!) **重要語句**　**グリセロール**:アルコールの一種。グリセロールに脂肪酸が3つ結合したものをトリアシルグリセロールといい、食品中の脂肪の大部分を占める。
　グルコース:でんぷんの構成単位となる糖の一種。ブドウ糖ともいいます。

PFCバランス

PFCバランスとは、たんぱく質（Protein）、脂質（Fat）、炭水化物（Carbohydrate）のバランスをエネルギーの比率で表したものです。エネルギー比率を求める時は、アトウォーター係数を使用し、たんぱく質と脂質のエネルギー比率を計算し、炭水化物のエネルギー比率は、100からたんぱく質エネルギー比率と脂質エネルギー比率を差し引いて計算します。

基礎代謝量と安静時代謝量

基礎代謝量は、心臓を動かす、体温を維持するなど生命維持に最低限必要なエネルギーのことをいいます。基礎代謝量は、成人男性で1日あたり約1,500kcal、成人女性で約1,200kcalほどが必要とされています。安静時代謝量は、横になる、あるいは座った状態で必要となるエネルギーで、基礎代謝量の約10〜20%増しとなるとされています。

活動代謝量

活動代謝量は、仕事や家事、運動などの日常生活の身体活動によって亢進されるエネルギー代謝量のことをいいます。身体活動には、通勤・通学のための歩行、階段の昇降、そうじや洗濯などの家事、仕事、介護などの「生活活動」によるものと、速歩、ジョギング、テニス、ストレッチなどの「運動」によるものがあります。1日のエネルギー消費量は、基礎代謝量、安静時代謝量、食事誘発性体熱産生、活動代謝量などから構成されます。

（1）活動時のエネルギー消費量の算定

身体活動時のエネルギー代謝量が安静時のエネルギー代謝量の何倍にあたるかを示した身体活動の強度を表す単位をメッツ（METs）といいます。身体活動の強度は、「1分間に体に取り込まれる酸素の量」によって評価されるため、安静に座っている時の酸素必要量（3.5ml/kg/分）を1メッツとし、以下の式でエネルギー消費量を計算します。

エネルギー消費量（kcal）＝メッツ×時間×体重（kg）

例えば、体重60kgの人が30分普通に歩いた場合
3（メッツ）×0.5（時間）×60（kg）＝90 kcal
と計算できます。

活動別メッツ表

メッツ	身体活動の内容
1.8	立位（会話、電話、読書）、皿洗い
2.0〜2.9	ゆっくりとした歩行、料理の準備、洗濯、洗車、ガーデニング、子供の世話、ストレッチ、ビリヤード
3.0〜3.9	普通歩行、フロア掃き、掃除機をかける、身体の動きを伴うスポーツ観戦、ボウリング、社交ダンス、軽い筋力トレーニング、手引きカートを使ったゴルフ
4.0〜4.9	自転車に乗る、階段をゆっくり上る、高齢者などの介護、農作業、卓球、ラジオ体操、テニス（ダブルス）、水中歩行（中等度）
5.0〜5.9	速歩、シャベルで土や泥をすくう、子供と遊ぶ、家具・家財道具の移動・運搬、野球、ソフトボール、サーフィン、バレエ、バドミントン、水泳（ゆっくりとした平泳ぎ）、スキー
6.0以上	スコップで雪かきをする、運搬（重い荷物）、階段を早く上る、ゆっくりとしたジョギング、バスケットボール、テニス（シングルス）、山を登る、エアロビクス、ランニング、サイクリング、武道・武術

厚生労働省「健康づくりのための身体活動基準」2013より抜粋

（2）食事誘発性体熱産生

食後にエネルギー代謝が亢進し、体温が上昇する現象を食事誘発性体熱産生といいます。食事誘発性体熱産生は、食後まもなく発現し、約1時間後に最も高まり、その後5〜10時間かけて徐々に低下します。

食事誘発性体熱産生によるエネルギー消費量は栄養素によって異なり、たんぱく質だけを摂取した場合には、エネルギー摂取量の約30％にもなりますが、糖質は約6％、脂質は約4％、混合食の場合は約8〜10％程度です。たんぱく質の食事誘発性体熱産生が高いのは、たんぱく質の合成・分解にエネルギーを多く使うためです。

（3）臓器別安静時エネルギー代謝量

臓器別の安静時エネルギー代謝量は、次ページの表のとおりです。筋肉、肝臓、脳が約20％ずつ消費しています。1kgあたりの消費エネルギーで見ると、脂肪組織が、5kcal/kg/日と最も消費量が少なくなっています。

臓器別安静時エネルギー代謝量

組織・臓器名	重量（kg）	安静時エネルギー代謝量		比率（%）
		kcal/kg/日	kcal/日	
筋肉	28.0	13	368	22
肝臓	1.8	201	361	21
脂肪組織	15.0	5	68	4
脳	1.4	241	337	20
心臓	0.33	442	146	9
腎臓	0.31	442	137	8
その他	23.16	12	277	16
全身	70.0	24	1,694	100

資料：Gallagher,D.et al.,1998　　　　　　　　※体重70kgで体脂肪率約20％の男性の場合

食品の成分と表示

第 **5** 章

4級

· · · · · · · · · · · · 学習のポイント · · · · · · · · · · · · · ·

食品成分表に記載されている成分とその見方、加工食品などの栄養成分表示、保健機能食品について学びます。

- 日本食品標準成分表について理解する。
- 栄養成分表示について理解する。
- 保健機能食品（特定保健用食品、栄養機能食品、機能性表示食品）について理解する。
- 特別用途食品について理解する。

第5章 食品の成分と表示

食品成分表

　食品成分表は、正式名称を「日本食品標準成分表」といい、文部科学省科学技術・学術審議会資源調査分科会が作成しています。現在の「日本食品標準成分表」2015年版（第七訂）には、追補2018年までの分を含め、2,294品目の食品の標準成分値が収載されています。掲載されている成分値は、食品が採れる季節や地域、部位、状態によっても差があるため、標準的な成分値となっています。

　食品成分表には、次のような項目が記載されています。

◆廃棄率と可食部

　廃棄率は、通常の食習慣において廃棄される部分を食品全体あるいは購入形態に対する重量の割合（％）で示したものです。廃棄部分を除いた部分を可食部といい、食品成分表の成分値は、可食部100gあたりの数値が記載されています。

◆成分項目

　掲載されている成分項目は、エネルギー、水分、たんぱく質、アミノ酸組成によるたんぱく質、脂質、トリアシルグリセロール当量、脂肪酸、コレステロール、炭水化物、単糖当量、食物繊維、灰分、ミネラル、ビタミン、食塩相当量です。

◆重量変化率

　調理によって変化する食品の重量を調理前と比べて表したものです。

◆成分値

　各食品の成分値は、文献等により含まれていないと推定されるものは、未測定として「－」と表示されます。微量（最小記載量の10分の1以上10分の5未満）である場合は、「Tr」と表示され、原則として最小記載量の10分の1未満または検出されなかった場合は「0」と表示されます。

栄養成分表示

　国民の健康の維持・増進を目的として、栄養成分の量が分かるように、加工食品は食品表示法により栄養成分表示が義務化されています（経過期間は、2020年3月末日まで）。表示が義務付けられている項目は、熱量、たんぱく質、脂質、炭水化物、食塩相当量の5項目で、

❓ **用語解説** 　糖質及び糖類：栄養成分表示における糖質は、食品の質量からたんぱく質、脂質、食物繊維、灰分及び水分を除いて算出し、糖類は、単糖類または二糖類であって糖アルコールでないものを指す。

100gや1食分などの1単位ごとの含有量を表示します。この他に飽和脂肪酸と食物繊維は表示が推奨される成分となっています。任意表示成分としては、ミネラル、ビタミン、n-3系脂肪酸、n-6系脂肪酸、コレステロール、**糖質及び糖類**があります。

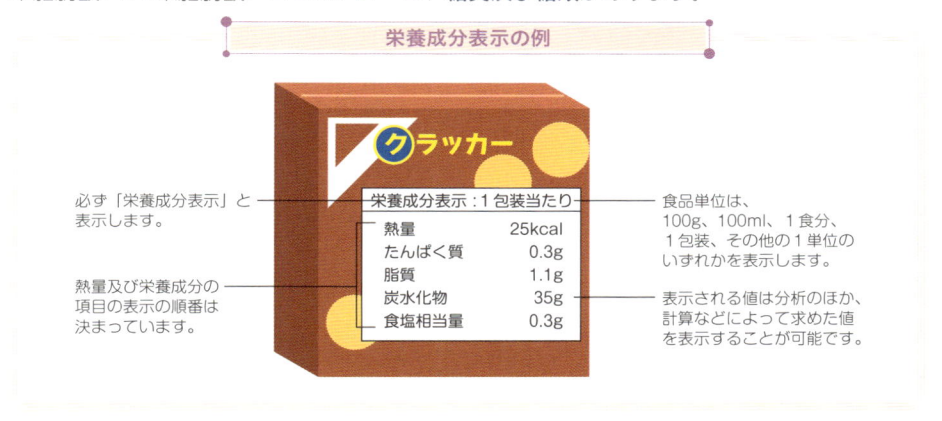

栄養成分表示の例

クラッカー

必ず「栄養成分表示」と表示します。

熱量及び栄養成分の項目の表示の順番は決まっています。

栄養成分表示：1包装当たり

熱量	25kcal
たんぱく質	0.3g
脂質	1.1g
炭水化物	35g
食塩相当量	0.3g

食品単位は、100g、100ml、1食分、1包装、その他の1単位のいずれかを表示します。

表示される値は分析のほか、計算などによって求めた値を表示することが可能です。

保健機能食品

　生体の防御、体内リズムの調節、老化抑制、疾病の予防に関わる生体調節機能を持つ成分を機能性成分といいますが、この成分を効率よく摂取できるように加工した食品を機能性食品といい、さらに一定の規格を満たしたものを保健機能食品といいます。保健機能食品には、特定保健用食品（トクホ）、栄養機能食品、機能性表示食品の3種類があります。これらは、あくまでも食品として摂取するものであるため、医薬品のように「効く」「治る」といった表現はできません。食事は主食、主菜、副菜を揃えたバランスのよいものとすることが基本であり、補助的に摂取するものであることに注意が必要です。一般に健康食品や健康補助食品などの名称で販売されているものは法律上の定義はなく、広く健康の保持増進に資する食品として販売・利用されるもの全般をいいます。

（1）特定保健用食品（トクホ）

　機能性食品の中でも、健康の維持増進に役立つことが科学的根拠に基づいて認められ、例えば「コレステロールの吸収を抑える」などの表示が許可されている食品です。表示されている効果や安全性は国が審査を行い、食品ごとに消費者庁長官が許可しています。特定保健用食品（トクホ）として認可された場合、その食品の栄養成分含有量のほかに「保健用途」と「栄養成分機能」を表示することができます。

特定保険用食品マーク

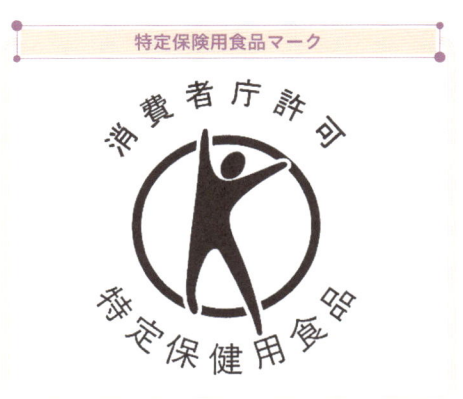

消費者庁許可
特定保健用食品

4級 第5章
食品の成分と表示

49

（2）栄養機能食品

　栄養機能食品は、1日に必要な栄養成分（ビタミン、ミネラルなど）が不足しがちな場合、その補給・補完のために利用できる食品をいいます。ビタミンやミネラルなど20種類（2020年2月現在）について国の規格基準を満たしていれば、国が定めた栄養成分の機能を表示することができるものです。基準にあっていればよく、許可申請、届出は必要ありません。なお、栄養成分の機能だけではなく、注意喚起の表示も必要になります。

（3）機能性表示食品

　機能性表示食品は、事業者の責任において、科学的根拠に基づいた機能性を表示したものをいいます。販売前に安全性及び機能性の根拠に関する情報などを消費者庁長官へ届け出たものが対象になります。商品には、消費者庁長官に届け出た機能性の内容について、保健の目的が期待できる内容が表示できます。

特別用途食品

　乳児、幼児、妊産婦、病者等の発育または健康の保持もしくは回復の用に供することが適当な旨を医学的、栄養学的表現で記載し、かつ用途を限定したものをいいます。　具体的には、病者用食品、妊産婦・授乳婦用粉乳、乳児用調整粉乳、えん下困難者用食品などがあり、個別に許可され、許可証票がつけられています。

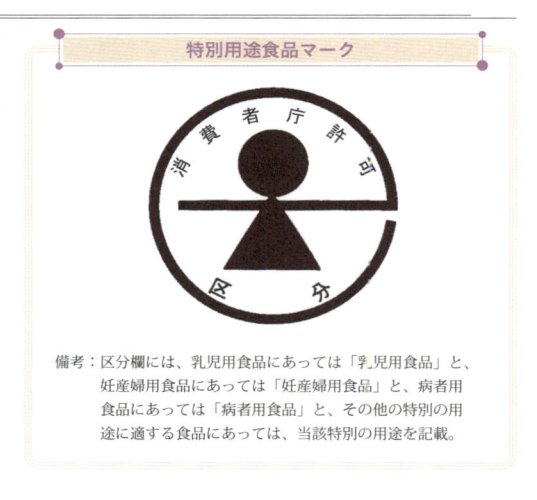

特別用途食品マーク

備考：区分欄には、乳児用食品にあっては「乳児用食品」と、妊産婦用食品にあっては「妊産婦用食品」と、病者用食品にあっては「病者用食品」と、その他の特別の用途に適する食品にあっては、当該特別の用途を記載。

4級

第 **6** 章

バランスのよい食べ方

・・・・・・・・・・ 学習のポイント ・・・・・・・・・・

バランスよく食べる方法について、「食生活指針」、「日本人の食事摂取基準」、「食事バランスガイド」のほか、献立でバランスをとる考え方、食品を分類してバランスをとる考え方について学びます。

- 食生活指針について理解する。
- 「日本人の食事摂取基準」の主な指標について理解する。
- エネルギー産生栄養素バランスを理解する。
- 食事バランスガイドの単位や考え方、献立でバランスをとる方法を理解する。
- ３色食品群、６つの食品群など、食品を分類してバランスをとる方法を理解する。
- ４つの食品群（四群点数法）について考え方と、各群のとり方を理解する。
- 油脂と調味料のエネルギーと食塩量について理解する。

第6章 バランスのよい食べ方

食生活指針

　「食生活指針」は、平成12年３月に、当時の文部省、厚生省及び農林水産省が連携して作成したものです。その後、平成17年に食育基本法が制定され、平成25年度からは10年計画の国民健康づくり運動「健康日本21（第二次）」の開始などがあったことから平成28年（2016年）に改定されています。

　がん、心臓病、脳卒中、糖尿病などの病気は、食事、運動などの生活習慣と関連があります。そのため食生活指針は、食生活の改善など生活習慣を見直すことで疾病の発症そのものを予防する「一次予防」の推進と合併症の発症や症状の進展を防ぐ「重症化予防」などを目的として作成されました。

　食生活指針では、日々の食生活についての具体的な指針が示されています。具体的な内容を確認し、実践していくことでバランスよく食べることにつながります。

食事摂取基準

（1）食事摂取基準とは

　「日本人の食事摂取基準」は、厚生労働省が定めているもので、国民の健康の保持・増進、生活習慣病の発症予防・重症化予防、高齢者の低栄養予防・フレイル予防を目的に、エネルギーや各栄養素の摂取量の基準を示したものです。対象は、健康な個人及び健康な者を中心として構成されている集団で、生活習慣病等に関する危険因子を有していたり、高齢者においてフレイルに関する危険因子を有していても、概ね自立した日常生活を営んでいる者及びこのような者を中心として構成される集団は含むものとしています。保健所、保健センター、民間で行う栄養指導などに用いられ、2020年4月から5年間、現在の2020年版を使用されます。

（2）指標

　食事摂取基準では、５つの指標を策定しています。

　摂取不足の回避を目的とした「推定平均必要量」、推定平均必要量を補助する目的として「推奨量」、十分な科学的根拠が得られず推定平均必要量と推奨量が設定できない場合は「目安量」、過剰摂取による健康障害の回避を目的として「耐容上限量」、生活習慣病の発症予防のために現在の日本人が当面の目標とすべき摂取量として「目標量」をそれぞれの栄養素に応じて策定しています。

　「推定平均必要量」は、年齢、性別などが特定されたある集団の半数が必要量を満たすと推定される摂取量を指します。「推奨量」は、ほとんどの人（97〜98％）が必要量を満たすと推

定される量です。

「目安量」は、「推定平均必要量」の算定ができない場合に設定されている数値であり、特定の集団が一定の栄養状態を維持するのに十分な量として定義されています。

なお、エネルギー摂取量については、18歳以上については参考値として推定エネルギー必要量は示されていますが、体格や身体活動量によって大きく変化するため、それぞれの必要なエネルギー摂取量は、目標とするBMI等を検討した上で設定することになります。

食生活指針

食事を楽しみましょう。	・毎日の食事で、健康寿命をのばしましょう。 ・おいしい食事を、味わいながらゆっくりよくかんで食べましょう。 ・家族の団らんや人との交流を大切に、また、食事づくりに参加しましょう。
1日の食事のリズムから、健やかな生活リズムを。	・朝食で、いきいきした1日を始めましょう。 ・夜食や間食はとりすぎないようにしましょう。 ・飲酒はほどほどにしましょう。
適度な運動とバランスのよい食事で、適正体重の維持を。	・普段から体重を量り、食事量に気をつけましょう。 ・普段から意識して身体を動かすようにしましょう。 ・無理な減量はやめましょう。 ・特に若年女性のやせ、高齢者の低栄養にも気をつけましょう。
主食、主菜、副菜を基本に、食事のバランスを。	・多様な食品を組み合わせましょう。 ・調理方法が偏らないようにしましょう。 ・手作りと外食や加工食品・調理食品を上手に組み合わせましょう。
ごはんなどの穀類をしっかりと。	・穀類を毎食とって、糖質からのエネルギー摂取を適正に保ちましょう。 ・日本の気候・風土に適している米などの穀類を利用しましょう。
野菜・果物、牛乳・乳製品、豆類、魚なども組み合わせて。	・たっぷり野菜と毎日の果物で、ビタミン、ミネラル、食物繊維をとりましょう。 ・牛乳・乳製品、緑黄色野菜、豆類、小魚などで、カルシウムを十分にとりましょう。
食塩は控えめに、脂肪は質と量を考えて。	・食塩の多い食品や料理を控えめにしましょう。食塩摂取量の目標値は、男性で1日7.5 g未満、女性で6.5 g未満*とされています。 ・動物、植物、魚由来の脂肪をバランスよくとりましょう。 ・栄養成分表示を見て、食品や外食を選ぶ習慣を身につけましょう。
日本の食文化や地域の産物を活かし、郷土の味の継承を。	・「和食」をはじめとした日本の食文化を大切にして、日々の食生活に活かしましょう。 ・地域の産物や旬の素材を使うとともに、行事食を取り入れながら、自然の恵みや四季の変化を楽しみましょう。 ・食材に関する知識や調理技術を身につけましょう。 ・地域や家庭で受け継がれてきた料理や作法を伝えていきましょう。
食料資源を大切に、無駄や廃棄の少ない食生活を。	・まだ食べられるのに廃棄されている食品ロスを減らしましょう。 ・調理や保存を上手にして、食べ残しのない適量を心がけましょう。 ・賞味期限や消費期限を考えて利用しましょう。
「食」に関する理解を深め、食生活を見直してみましょう。	・子供のころから、食生活を大切にしましょう。 ・家庭や学校、地域で、食品の安全性を含めた「食」に関する知識や理解を深め、望ましい習慣を身につけましょう。 ・家族や仲間と、食生活を考えたり、話し合ったりしてみましょう。 ・自分たちの健康目標をつくり、よりよい食生活を目指しましょう。

4級 第6章 バランスのよい食べ方

メモ

*食塩摂取量の数値は、「日本人の食事摂取基準」2020年版の数値に変更しています。

推定エネルギー必要量（kcal/日）

性別	男性			女性		
身体活動レベル	I	II	III	I	II	III
1〜2（歳）	-	950	-	-	900	-
3〜5（歳）	-	1,300	-	-	1,250	-
6〜7（歳）	1,350	1,550	1,750	1,250	1,450	1,650
8〜9（歳）	1,600	1,850	2,100	1,500	1,700	1,900
10〜11（歳）	1,950	2,250	2,500	1,850	2,100	2,350
12〜14（歳）	2,300	2,600	2,900	2,150	2,400	2,700
15〜17（歳）	2,500	2,800	3,150	2,050	2,300	2,550
18〜29（歳）	2,300	2,650	3,050	1,700	2,000	2,300
30〜49（歳）	2,300	2,700	3,050	1,750	2,050	2,350
50〜64（歳）	2,200	2,600	2,950	1,650	1,950	2,250
65〜74（歳）	2,050	2,400	2,750	1,550	1,850	2,100
75以上（歳）	1,800	2,100	-	1,400	1,650	-

資料：「日本人の食事摂取基準」2020年版

身体活動レベルは、I〜IIIに分けられています。

I（低い）　：生活の大部分が座位で、静的な活動が中心の場合。

II（ふつう）：座位中心の仕事だが、職場内での移動や立位での作業・接客等、通勤・買い物での歩行、家事、軽いスポーツのいずれかを含む場合。

III（高い）　：移動や立位の多い仕事への従事者、あるいは、スポーツ等余暇における活発な運動習慣を持っている場合。

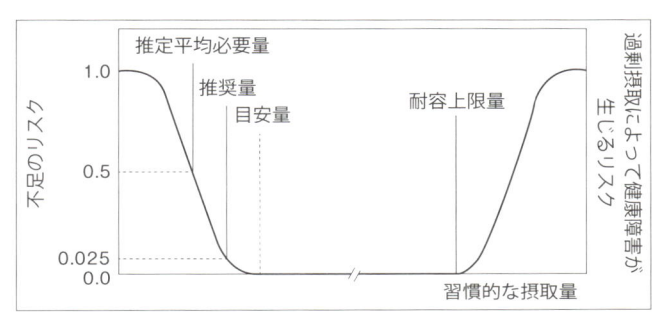

食事摂取基準の各指標（推定平均必要量、推奨量、目安量、耐容上限量）を理解するための概念図

資料：「日本人の食事摂取基準」2020年版

エネルギー産生栄養素バランス

エネルギー産生栄養素バランスは、たんぱく質、脂質、炭水化物（アルコールを含む）が総エネルギー摂取量に占めるべき割合をエネルギーの構成比率（％エネルギー）として示す指標です。各種栄養素の摂取不足を回避し生活習慣病の発症予防とその重症化予防を目的としています。

エネルギー産生栄養素バランス（％エネルギー）

年齢（歳）	男性と女性			炭水化物
	たんぱく質	脂質	脂質のうち飽和脂肪酸	
1～2	13～20	20～30	－	50～65
3～14	13～20	20～30	10以下	50～65
15～17	13～20	20～30	8以下	50～65
18～29	13～20	20～30	7以下	50～65
30～49	13～20	20～30	7以下	50～65
50～64	14～20	20～30	7以下	50～65
65～74	15～20	20～30	7以下	50～65
75～	15～20	20～30	7以下	50～65

資料：「日本人の食事摂取基準」2020年版より一部改変
※エネルギー産生栄養素バランスは、妊婦、授乳婦を除き男女共通。

4級 第6章 バランスのよい食べ方

食事バランスガイド

　「食事バランスガイド」は、食事における料理及び食品の望ましい組み合わせとおおよその量を示しているもので、2005年に厚生労働省と農林水産省が策定したものです。コマの形を使って、主食、副菜、主菜、牛乳・乳製品、果物をそれぞれどれくらい食べたらよいかをイラストで分かりやすく表しています。

　食事バランスガイドでは、食べる量を「つ（SV：サービング）」という単位で表します。主食は、ご飯小盛り1杯や食パン1枚が1つ、うどんやスパゲティは2つと数えます。

　エネルギー摂取量が、2,200±200kcal（基本形：身体活動量が「低い」成人男性、身体活動量が「ふつう以上」の成人女性）の場合、1日に合計5〜7つ食べればよいとしています。副菜は、野菜、きのこ、いも、海藻料理のことで、小鉢1個が1つ、煮物や野菜炒めは2つと数えます。基本形の場合で、1日に5〜6つ食べればよいとしています。同様に主菜は、肉や魚・卵・大豆料理で3〜5つ、牛乳・乳製品は2つ（牛乳1本程度）、果物は2つ（みかん2個程度）を食べればよいとしています。

献立の組み合わせでバランスをとる時のポイント

●主食、主菜、副菜をそろえる。

●適切な量を意識する。

●野菜料理は、1食あたり2つ以上を目指す。（350g の野菜を6つに分けて食べるとすると、1つあたり約60g）

●外食をするときは、野菜料理を追加するか、定食を選ぶ。

●乳製品の摂取は、毎日の習慣としていつとるかを決める。

●おやつなどに果物を取り入れる。

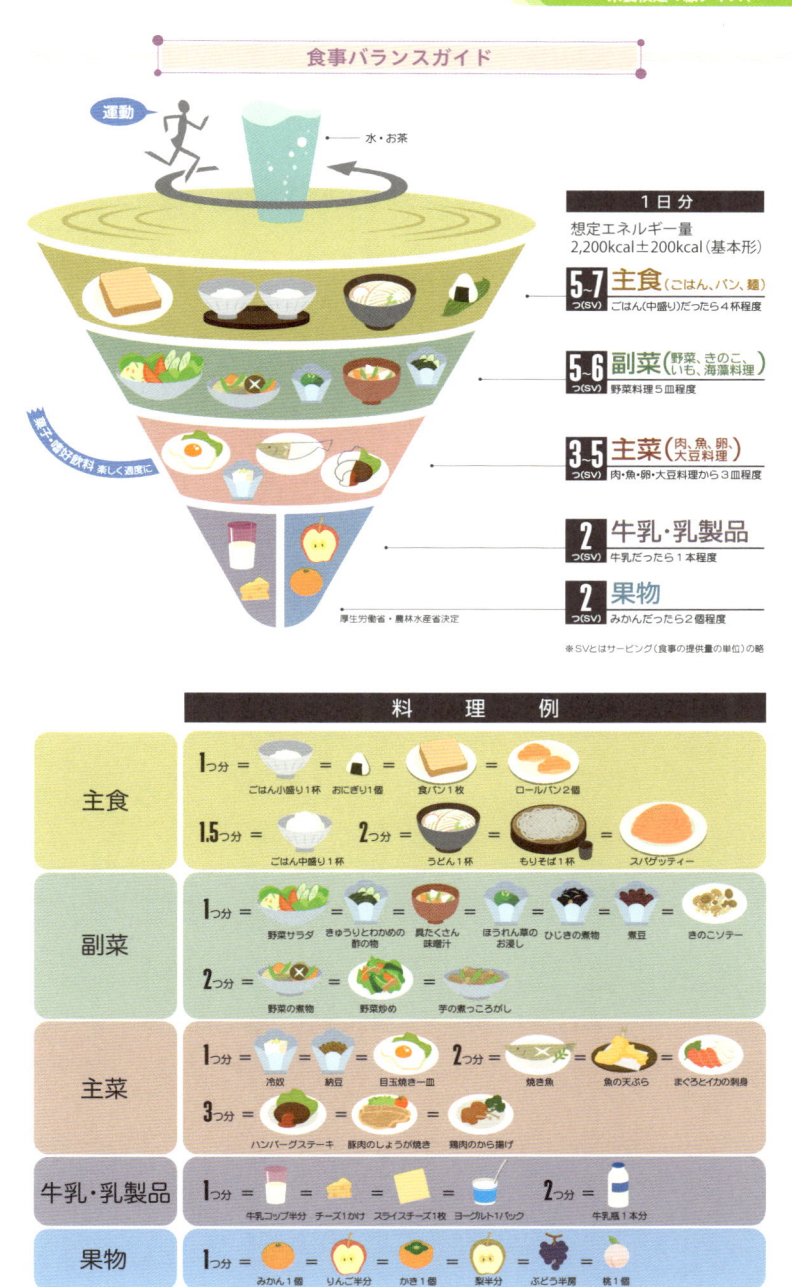

食事バランスガイド

運動　　水・お茶

1日分
想定エネルギー量
2,200kcal±200kcal（基本形）

5〜7
つ(SV)　**主食**（ごはん、パン、麺）
ごはん（中盛り）だったら4杯程度

5〜6
つ(SV)　**副菜**（野菜、きのこ、いも、海藻料理）
野菜料理5皿程度

3〜5
つ(SV)　**主菜**（肉、魚、卵、大豆料理）
肉・魚・卵・大豆料理から3皿程度

2
つ(SV)　**牛乳・乳製品**
牛乳だったら1本程度

2
つ(SV)　**果物**
みかんだったら2個程度

菓子・嗜好飲料　楽しく適度に

厚生労働省・農林水産省決定

※SVとはサービング（食事の提供量の単位）の略

料　　理　　例

主食
1つ分 ＝ ＝ ＝
ごはん小盛り1杯　おにぎり1個　食パン1枚　ロールパン2個

1.5つ分 ＝　　2つ分 ＝ ＝ ＝
ごはん中盛り1杯　うどん1杯　もりそば1杯　スパゲッティー

副菜
1つ分 ＝ ＝ ＝ ＝ ＝ ＝
野菜サラダ　きゅうりとわかめの酢の物　具たくさん味噌汁　ほうれん草のお浸し　ひじきの煮物　煮豆　きのこソテー

2つ分 ＝ ＝
野菜の煮物　野菜炒め　芋の煮っころがし

主菜
1つ分 ＝ ＝　　2つ分 ＝ ＝
冷奴　納豆　目玉焼き一皿　焼き魚　魚の天ぷら　まぐろとイカの刺身

3つ分 ＝ ＝
ハンバーグステーキ　豚肉のしょうが焼き　鶏肉のから揚げ

牛乳・乳製品
1つ分 ＝ ＝ ＝　　2つ分 ＝
牛乳コップ半分　チーズ1かけ　スライスチーズ1枚　ヨーグルト1パック　牛乳瓶1本分

果物
1つ分 ＝ ＝ ＝ ＝ ＝
みかん1個　りんご半分　かき1個　梨半分　ぶどう半房　桃1個

4級
第6章
バランスのよい食べ方

参考：献立でバランスをとる方法

食品を分類してバランスをとる方法

（1）3色食品群

赤、黄、緑の色別に食品を分けたものです。小学校で使用されています。

分類	機能	主な栄養素	主な含有食品
赤	血や肉をつくるもの	たんぱく質、脂質、ビタミンB群、カルシウム	魚、肉、豆類、乳、卵
黄	力や体温となるもの	炭水化物、ビタミンA・D・B₁、脂質	穀類、砂糖、油脂、いも類
緑	体の調子をよくするもの	カロテン、ビタミンC、カルシウム、ヨード	緑黄色野菜、淡色野菜、海藻、きのこ

（2）6つの食品群

栄養成分の類似している食品を6つに分類し、それらを組み合わせて食べることで栄養バランスをとるという考え方です。

分類	機能	主な栄養素	主な含有食品
第1群	骨や筋肉を作る、エネルギー源となる	たんぱく質	魚、肉、卵、大豆・大豆製品
第2群	骨・歯を作る、体の各機能を調節	ミネラル	牛乳・乳製品、海藻、小魚類
第3群	皮膚や粘膜の保護、体の各機能を調節	カロテン	緑黄色野菜
第4群	体の各機能を調節	ビタミンC	淡色野菜、果物
第5群	エネルギー源となる、体の各機能を調節	炭水化物	穀類、いも類、砂糖
第6群	エネルギー源となる	脂肪	油脂

（3）4つの食品群（四群点数法）

四群点数法は、食品を第1群（乳・乳製品、卵）、第2群（魚介、肉、豆製品）、第3群（野菜=きのこ・海藻を含む、いも、果物）、第4群（穀類、油脂、砂糖、その他）に分け、それぞれ80kcalとなる量を1点として食べる量を点数で表す方法です。

例えば、1日の摂取エネルギーを1,600kcalとした場合、1点80kcalで、20点を摂取します。4つの群の振り分けは、第1群3点、第2群3点、第3群3点、第4群11点となります。具体的に食べる内容の例は、図のようになります。

四群点数法　エネルギー量点数配合バランス

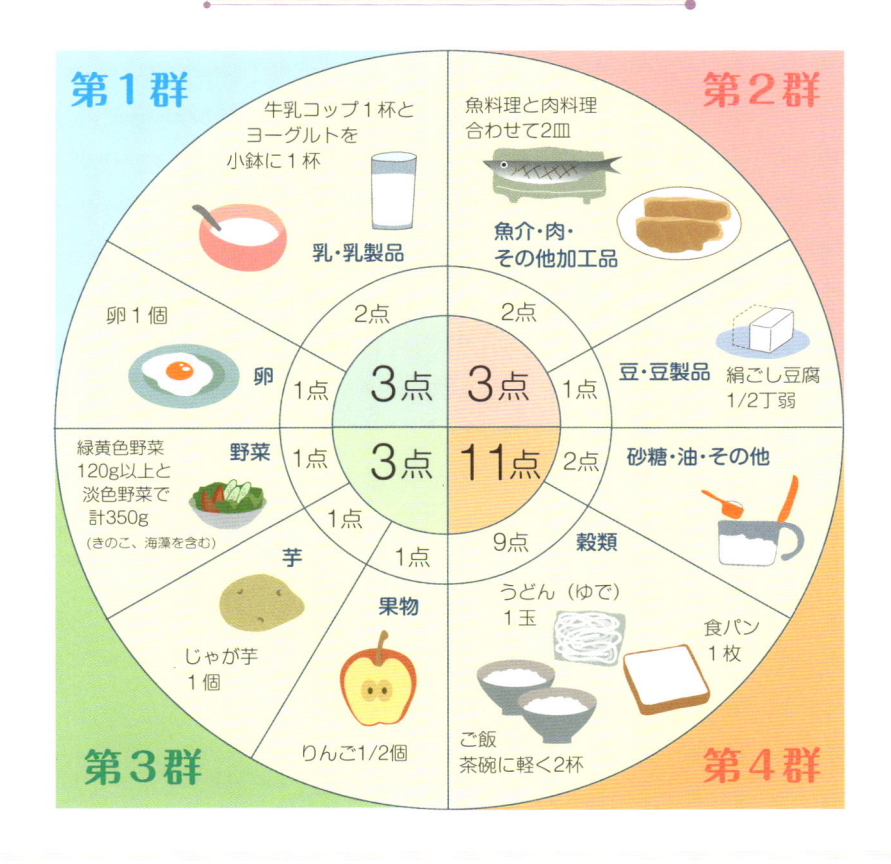

4つの食品群

分類	機能	主な栄養素	主な含有食品
第1群	栄養を完全にする	たんぱく質、脂質、ビタミンA・B₁・B₂、カルシウム	乳・乳製品、卵
第2群	肉や血を作る	たんぱく質、脂質、カルシウム、ビタミンA・B₂	魚介、肉、豆・豆製品
第3群	体の調子をよくする	ビタミンA・C、カロテン、ミネラル、食物繊維	野菜（きのこ・海藻を含む）、いも、果物
第4群	力や体温となる	炭水化物、たんぱく質、脂質	穀類、油脂、砂糖、その他（菓子、調味料）

4級
第6章
バランスのよい食べ方

59

1) 第1群のとり方

　卵は1点、乳・乳製品は2点とります。卵は、良質なたんぱく質、鉄、ビタミンAを含む栄養のバランスがよい食品です。しかし卵1個には、約230mgのコレステロールが含まれているため、敬遠されがちでもあります。

　コレステロールは、細胞膜の構成成分、ステロイドホルモン、胆汁酸などの材料になるため、体にはなくてならない栄養素です。コレステロールは、ヒトの肝臓でも合成されていますが、必要量の約3分の2であり、残りは、食品から摂取する必要があります。血中コレステロール値が高いと医師から指摘されるなど、コレステロールの摂取を制限されている場合でなければ、1日に1個の卵は問題ないとしています。

　乳・乳製品は、カルシウムの吸収に優れ、良質なたんぱく質を含むため、毎日食べるとよい食品です。ただし、チーズには種類により食塩含有量が多いものもあるため、摂取量に注意が必要です。

2) 第2群のとり方

　魚介・肉は2点、豆・豆製品は1点とります。魚介や肉は、食品によってたんぱく質、脂質の含有量が違います。魚介には、EPAやDHAといったn-3系多価不飽和脂肪酸が多く含まれます。この脂肪酸は、血中脂質の低下、血栓症予防、血圧上昇抑制、記憶力向上などの効果が報告されているので、生活習慣病が心配な方にはおすすめの食材です。

　肉は、脂質の多いものは、エネルギーが多くなってしまうため、同じ1点でも少しの量しか食べることができなくなります。できるだけ脂質含有量の少ない肉を選ぶ、他の食事で豆・豆製品や魚を選ぶことでたんぱく質をしっかりとるようにします。

3) 第3群のとり方

　野菜は1点、いもは1点、果物は1点とります。野菜は1日350g以上の摂取で1点とします。1食あたりにすると約120gになります。3分の1を緑黄色野菜、3分の2を淡色野菜でとるようにします。

　目安としては、1日分の生野菜は両手に山盛り1杯分、加熱野菜であれば、片手に山盛り1杯分です。どちらかに偏るのではなく、生野菜も加熱野菜も食べると摂取できる野菜の種類も増やすことができます。また、汁物にたっぷりの野菜を入れると汁の量を減らすことができるため、塩を控えることにもつながります。

　いもは、でんぷんが多く含まれており穀類に近い組成ですが、ビタミンC、カリウム、食物繊維も多く含まれていることから、野菜、果物と同じ第3群に分類します。ビタミンCやカリウムは水溶性のため、調理による損失が大きい栄養素ですが、いもに含まれるビタミンCは、加熱調理による損失が少ないという利点があります。

　果物は、ビタミンCなどの供給源となりますが、調理損失が大きいため、できるだけ生で食べるようにします。果物に含まれる果糖（フルクトース）は、過剰摂取すると血中中性脂肪値の上昇を招くため、1日1点に抑えるようにします。

4）第4群のとり方

穀類は9点、油脂は1.5点、砂糖は0.5点とります。

穀類は、炭水化物の供給源としてとります。穀類には、でんぷんが含まれており、でんぷんは、体内でグルコースになり各組織でエネルギー源として利用されます。特に脳のエネルギー源は主にグルコースであるため、穀類の摂取は大切です。

穀類の中でご飯は粒食、パンは粉食に分類されます。粒食は粉食に比べて消化・吸収に時間がかかるため、血糖値の上昇が抑えられインスリンの分泌も抑えられます。パスタの材料であるセモリナ粉も血糖値の上昇は緩やかです。穀類の胚芽部分は、ビタミン、ミネラル、食物繊維が豊富であり、胚芽精米、胚芽入りパン、オールブランなどで摂取することができます。

油脂1.5点は、油小さじ約3杯分です。油脂は、どのような種類でも脂質1gあたり9kcalと高エネルギーですが、必須脂肪酸の摂取ができるなど重要です。油脂は、胃の消化運動を緩やかにして、食物の胃内滞留時間を長くするため、腹もちがよくなります。また、炭水化物やたんぱく質に比べて少ない量で同じエネルギーをとることができるため、胃腸に負担がかからないというメリットがあります。

油脂は多すぎても少なすぎてもよくありません。調理法による油の使用量の違いを覚え、多くとりすぎた翌日は油を控えるなど調整することが大切です。

砂糖の摂取量には、煮物の味付けなどに使う砂糖のほか、ジャムやはちみつも含まれます。

種実類は、アーモンド、くるみ、カシューナッツ、ごまなどで抗酸化ビタミンであるビタミンEが含まれます。調味料は、砂糖、油脂（マヨネーズを含む）以外の調味料は、エネルギーとしては高くありません。しかし、しょうゆやみそなど食塩が多く含まれるものがあるので、過剰にとることは避けます。

揚げ物の吸油率の目安

	吸油率*	食材80gあたりの油の量	エネルギー
素揚げ	3〜5%	2.4〜4 g	22〜36kcal
から揚げ	6〜13%	4.8〜10.4g	43〜93.6kcal
フライ	10〜20%	8〜16g	72〜144kcal
天ぷら	15〜40%	12〜32g	108〜288kcal

*吸油率は、揚げる食材と衣の合計重量に対する割合。なお食材は細かく切るより大きく切る方が、表面積が小さくなるため、吸油率はさがります。

4級 第6章 バランスのよい食べ方

菓子は、1日あたり1〜2点です。おやつとして、甘い菓子だけでなく、ヨーグルトやいも、果物などを上手に取り入れます。アルコール飲料は、エネルギーを摂取するという意味では穀類に似ていますが、穀類などに含まれるたんぱく質、ビタミンB群、ミネラル、食物繊維などの栄養素は含まれません。そのため、エンプティカロリーと呼ばれることがあります。

　アルコール飲料は、栄養学的な側面よりもストレスの緩和や食事を楽しむ一環として少量をとる程度にするのがよいでしょう。

油脂と調味料の栄養成分

（1）油脂

　油には、サラダ油、ごま油、オリーブ油など様々な種類がありますが、すべて1gあたり約9kcalです。小さじ1の重量は4g、大さじ1の重量は12gですから、小さじ1は37kcal、大さじ1は111kcalものエネルギーになります。

（2）調味料

　調味料は、食塩の量とエネルギー量を知っておくことが重要です。食事摂取基準2020年版で定める1日あたりの食塩摂取量の目標量は、男性7.5g未満、女性6.5g未満です。食品にも食塩は含まれていますので、調味料として使える食塩の量は限られます。

　食品の中で食塩の含有量が多いものは、ハムやソーセージなど肉の塩蔵品、チーズのほか、漬物、かまぼこなどの練り製品、佃煮、梅干しなど和食には欠かせないものも多くあります。また、パンやそば、うどんなどにも食塩は含まれています。

　食塩含有量の多い食品を食べ過ぎないようにするほか、酸味やうま味を利用すると食塩を控えてもおいしく食べることができます。また、汁ものの量を少なくし、その分お茶などを活用するのもよいでしょう。

1日20点食べる場合の献立例

	献立	第1群	第2群	第3群	第4群
朝食	トースト1枚（6枚切り）				2.3
	目玉焼き（卵1個と油）	1			0.5
	付け合わせ（ブロッコリー）60g			(60g)	
	野菜サラダ120g			(120g)	
	トマト2切れ　60g				
	きゅうり　1/4本　25g				
	千切りキャベツ　35g				
	和風ドレッシング（ノンオイル）小さじ1				0.2
	りんご　1/2個			1	
	ヨーグルト　1杯	1			
	ミルクティー（牛乳1/2杯）	0.5			
昼食	鴨南蛮そば（そば、鴨肉、ねぎ10g）		1	(10g)	3
	ごはん50g				1
間食	カプチーノ（無糖）	0.5			
	シュークリーム				1
夕食	ごはん　1杯(150g)				3
	みそ汁（わかめ、豆腐、しいたけ(1/2個)		0.3	(10g)	
	鮭の塩焼き　1切れ		1.2		
	付け合せ　大根おろし 40g			(40g)	
	小松菜とあげのさっと煮（小松菜60g、あげ10g）		0.5	(60g)	
	肉じゃが（牛肉5g、人参20g、玉ねぎ30g、		0.2	(50g)	
	じゃがいも1個(100g)			1	
第3群　野菜(いもと果物を除く)合計重量(350gで1点)				(350g)	
小計		3	3.2	3	11
合計					20.2

主な食品ごとの点数は、「四群点数法で簡単！カロリー計算」（http://4fgmethod.jp/）より算出。

調味料の食塩量とエネルギー量

食品名	重量(g)	食塩量(g)	エネルギー（kcal）
食塩 小さじ1	6	5.9	0
並しお 小さじ1	5	4.8	0
しょうゆ(こいくち) 小さじ1	6	0.9	4
しょうゆ(こいくち) 大さじ1	18	2.6	13
みそ(淡色辛みそ) 小さじ1	6	0.7	12
みそ(淡色辛みそ) 大さじ1	18	2.2	35
ぽん酢 小さじ1	6	0.3	3
めんつゆ(ストレート) 100ml	102	3.4	45
めんつゆ(3倍濃縮) 大さじ1	17	1.7	17
和風ドレッシング 大さじ1	5	0.2	10
ゆず胡椒 小さじ1	6	1.5	3
上白糖 小さじ1	3	0.0	12
はちみつ 小さじ1	7	0.0	21
油 小さじ1	4	0.0	37
油 大さじ1	12	0.0	111
有塩バター 小さじ1	4	0.1	30
マヨネーズ(卵黄型) 小さじ1	4	0.1	27
マヨネーズ(卵黄型) 大さじ1	12	0.3	80
トマトケチャップ 小さじ1	5	0.2	6
ごまだれ 大さじ1	18	0.8	51
焼肉のたれ 大さじ1	18	1.5	30
ウスターソース 小さじ1	6	0.5	7
中濃ソース 小さじ1	6	0.3	8
お好み焼きソース 大さじ1	21	1.1	31

食品名	重量(g)	食塩量(g)	エネルギー（kcal）
オイスターソース 大さじ1	18	2.1	19
ナンプラー 小さじ1	6	1.4	3
豆板醤 小さじ1	7	1.2	4
甜面醤 小さじ1	7	0.5	18
マスタード 小さじ1	6	0.2	10
粒入りマスタード 小さじ1	5	0.2	11
顆粒和風だし 小さじ1	3	1.2	7
顆粒中華だし 小さじ1	3	1.4	6
固形ブイヨン 1個	4	1.7	9
カレールウ 約1人分	20	2.1	102
ハヤシルウ 約1人分	20	2.1	102

「日本食品標準成分表」2015年版（七訂）より計算

新鮮な食材を使い、食材そのもののおいしさを生かす。

出汁を濃いめにする。インスタントの出汁は、食塩を多く含むものもあるので、確認して使う。

味つけは、最後にする。調理の最初から塩をふると、食材になじんで塩味を感じにくいため、最後に味つけし、食材の表面だけに味をつけるようにする。

食塩量を制限しなければならない時は、すべての料理を薄味にするのではなく、塩味をほとんど使わないものと塩味をつける料理でメリハリをつける。

酢、ポン酢、マヨネーズ、トマトケチャップ、カレー粉などの香辛料、ソースなどは、比較的食塩が少ないので活用する。

揚げ物、炒め物などの油を使う料理は、食塩が控えめでも食べやすいので、脂質のとり過ぎにならない程度に活用する。

大葉、青ねぎ、みょうが、パセリ、ハーブなどの香味野菜やレモンなどの柑橘類を使い、味に塩味以外のアクセントや香りをつけると食べやすくなる。

4級

第 **7** 章

食の安全（食中毒）

・・・・・・・・・・・学習のポイント・・・・・・・・・・・

食中毒の発生状況と種類、症状と衛生管理について学びます。

- 食中毒とはどのようなものを指すのか理解する。
- 食中毒の発生状況はどのように取りまとめられているのかを理解する。
- 食中毒の種類について理解する。
- 食中毒の原因物質と主な予防法を理解する。
- 家庭における衛生管理のポイントを理解する。

食中毒とは

食中毒とは、一般的には有害物質を含む食品を摂取することで起こる嘔吐、腹痛、下痢、発熱等を伴う胃腸炎、神経症状をいいます。また、食品衛生法では「食品、添加物、器具又は容器包装に起因する中毒患者又はその疑いのある者」を食中毒患者と定義しています。

食中毒の原因は、微生物、化学物質、自然毒、寄生虫などがあり、細菌やウイルスなどの微生物に感染することによって起こるものが半数以上を占めています。

食中毒の発生状況

食中毒患者もしくはその疑いがある者を診断した医師は、ただちに最寄りの保健所長に届け出を行うことが義務付けされています。厚生労働省では「食中毒事件調査結果報告書」を取りまとめ食中毒統計として公表しています。

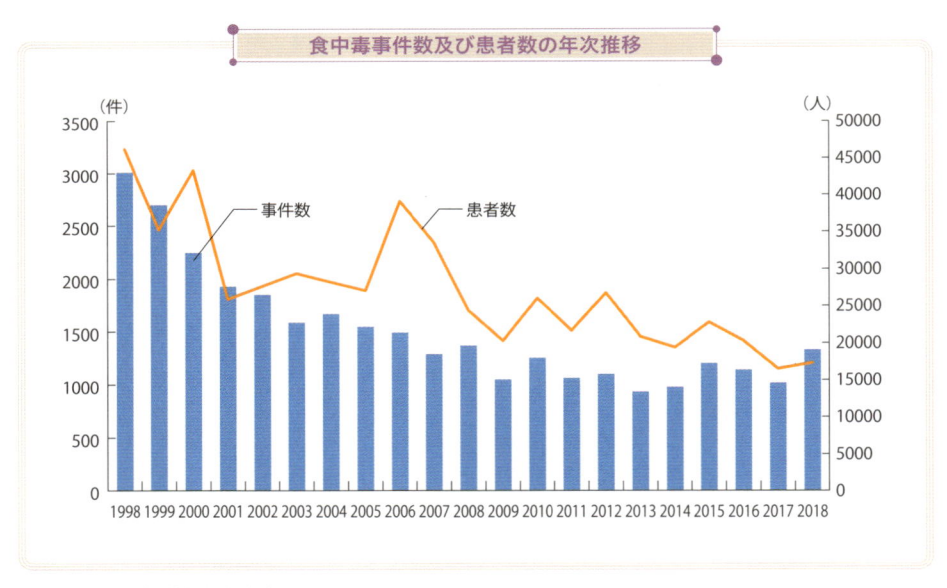

食中毒事件数及び患者数の年次推移

資料：厚生労働省「食中毒統計」

食中毒の種類の概要

（1）細菌性食中毒

　細菌が食品に付着・増殖し、ヒトが経口摂取することで急性胃腸炎となったり、食品内で細菌が産生した毒素が原因となって食中毒を起こします。細菌が侵入することで発症するものにサルモネラ菌、腸管病原性大腸菌、腸管侵入性大腸菌、カンピロバクターなどがあります。細菌が産生した毒素が原因となる毒素型には、腸炎ビブリオ、腸管毒素原性大腸菌、腸管出血性大腸菌、腸管凝集性大腸菌、ウェルシュ菌、セレウス菌、黄色ブドウ球菌、ボツリヌス菌などがあります。

（2）ウイルス性食中毒

　ウイルス性で最も患者数が多いものがノロウイルスです。ノロウィルスは、食品中では増殖できず、ノロウィルスに汚染された食品の経口摂取によってヒトの腸管に感染して増殖し、感染性胃腸炎をおこします。

（3）寄生虫による食中毒

　寄生虫による食中毒で多いものは、アニサキスです。サバ、アジ、イワシ、イカ、サンマなどの可食部に寄生するアニサキス亜科線虫が原因物質です。アニサキスの幼虫は、魚介の内臓や消化管に寄生していますが、漁獲後に筋肉に移行することが多いとされています。ヒラメに寄生する寄生虫による食中毒は、クドア食中毒といいますが、予防措置がとられるようになり、現在は減少しています。

　その他にも寄生虫性食中毒が存在しますが、特に獣肉をジビエ料理として提供する時に加熱が不十分なことが原因で、寄生虫による食中毒が発生しているため注意が必要です。

（4）化学性食中毒

　食品や原料に本来含まれていない有害な化学物質が混入しておこるものをさします。一度発生すると大規模で広範囲にわたることがあります。化学性食中毒は、急性中毒と慢性中毒があり、慢性中毒は有害な化学物質の継続摂取によっておこるため公害として取り扱われます。化学性食中毒の原因とされているものに、ヒスタミン、メタノール、ヒ素、カドミウムなどがあります。

（5）自然毒食中毒

　動植物が元々保有している有毒な成分が食物連鎖を介して動物体内に蓄積されたものを自然毒といいます。この自然毒を誤って摂取することで引き起こされる中毒を自然毒中毒といいます。自然毒中毒には、動物性と植物性があり、他の食中毒と比較して発生は多くないものの致死率が高くなっています。

　動物性のものとしては、フグ毒、貝毒などがあり、植物性のものとしては、キノコ毒、ジャガイモ毒の他、ウメやアンズの種子や仁、ギンナンの大量摂取によるものがあります。

主な食中毒原因物質

種類		原因微生物	主な原因食品	潜伏期間	主な予防法
微生物	細菌	サルモネラ属菌	食肉（特に鶏）の生食や鶏卵など	6 〜 48 時間	中心温度 75℃で 1 分以上の加熱、食肉や鶏卵は他の食品と分けて低温保存、冷蔵。冷凍では死滅しない。
		ブドウ球菌	おにぎり、寿司、弁当、サラダ、洋菓子など	2 〜 3 時間	常温放置を避け、早めに摂食するか冷蔵・冷凍保存、ヒトの手指の傷、鼻腔等の常在菌のため、直接触らない。
		ボツリヌス菌	魚類製品（いずし）、真空食品、発酵食品、はちみつ	12 〜 36 時間	菌及び毒素は、熱に弱いので十分加熱する。乳児には与えない。
		腸炎ビブリオ	魚介類	12 時間	水道水でよく洗う、生育速度が速いため、常温放置を避ける、中心温度 75℃で 1 分以上加熱する。
		腸管出血性大腸菌（o157）	牛肉、牛レバーの生食、野菜	2 〜 5 日	食肉の生食は避け、加熱を十分に行う（中心温度 75℃で 1 分以上）、牛レバーは生食禁止、野菜類はよく洗う。
		カンピロバクター	鶏肉、牛肉、豚肉の生食、井戸水	2 〜 7 日	食肉、特に鶏肉の生食は避け、中心温度 75℃で 1 分以上加熱する。
		その他：コレラ菌、赤痢菌、チフス菌など			
	ウイルス	ノロウイルス	二枚貝（カキ、アサリ、ハマグリなど）	24 〜 48 時間	カキ等の生食は避け、加熱を十分に行う。（中心部温度 85℃で 1 分以上）、排泄物中にあるウイルスや、飛沫などによる二次感染に注意する、次亜塩素酸系の消毒を行う。
		その他のウイルス：肝炎ウイルス、ロタウイルスなど			
寄生虫		クドア	ヒラメ*	1 〜 22 時間	加熱（中心温度 75℃で 5 分以上）又は冷凍（−20℃で 4 時間以上）
		アニサキス	サバ、アジ、イワシ、イカ、サンマなど	生食後数時間	生食を避ける、新鮮なうちに魚介類の内臓の摘出、加熱調理で 60℃で 1 分以上、又は冷凍（−20℃で 24 時間以上）。なお、酢では死滅しない。
化学物質		メタノール、ヒスタミン、ヒ素、鉛、カドミウム、銅、有機水銀、ホルマリンなど			
自然毒		ソラニン（馬鈴薯の芽）、シアン（生イチョウ、生梅）、リコリン（彼岸花）、ムスカリン（毒きのこ）、テトロドキシン（ふぐ）など			

*国内産の養殖ヒラメは、管理の徹底によりほとんどない。

家庭における衛生管理

　家庭における食中毒予防の3原則は、原因となる微生物を「付けない」「増やさない」「殺す」です。厚生労働省では、家庭での衛生管理のポイントを①食品の購入、②家庭での保存、③下準備、④調理、⑤食事、⑥残った食品の各段階で具体的に示した「家庭でできる食中毒予防の6つのポイント」のPDFと動画を公開しています。

　（https://www.mhlw.go.jp/topics/syokuchu/dl/point.pdf）

家庭での衛生管理のポイント

■食品の購入
- 肉、魚、野菜などの生鮮食品は新鮮な物を、表示のある食品は、消費期限などを確認して購入する。

■家庭での保存
- 冷蔵庫や冷凍庫の詰めすぎず7割程度にする。
- 細菌の多くは、冷蔵庫などで10℃以下にすると増殖がゆっくりとなり、－15℃で増殖が停止しますが死ぬわけではないため、早めに使いきる。
- 細菌汚染を防ぐため、肉、魚、卵などを取り扱う時は、取り扱う前と後に必ず手指を洗う。せっけんを使い洗った後、流水で十分に洗い流す。

■下準備
- 台所やふきんなどを清潔に保つ。
- 最初に手を洗い、生の肉、魚、卵を取り扱った後にも洗う。途中で動物に触ったり、トイレに行ったり、おむつを交換したり、鼻をかんだりした後も手を洗う。
- 生の肉や魚を切った後は、包丁やまな板を洗って熱湯をかけてから使う。
- ラップしてある野菜やカット野菜もよく洗う。
- 冷凍食品などを室温で解凍すると、食中毒菌が増える場合があるため解凍は冷蔵庫の中や電子レンジ、気密性のある容器に入れて流水で行う。
- 食材は料理に使う分だけ解凍し、冷凍や解凍を繰り返さない。
- 包丁、食器、まな板、ふきん、たわし、スポンジなどは、使った後すぐに、洗剤と流水で良く洗う。ふきんは漂白剤に1晩つけ込む、包丁、食器、まな板などは、洗った後、熱湯をかけると消毒効果がある。

■調理
- 加熱調理をする食品は十分に加熱する。目安は、中心部の温度が75℃で1分間以上加熱。

■食事
- 食卓に付く前に手を洗い、清潔な手で、清潔な器具を使い、清潔な器に盛りつける。
- 温かく食べる料理は常に温かく（65℃以上）、冷やして食べる料理は常に冷たく（10℃以下）しておく。
- 調理前の食品や調理後の食品は、室温に長く放置しない。例えば、O157は室温に15～20分置くと2倍に増える。

■残った食品
- 残った食品は早く冷えるように浅い容器などで保存する。
- 残った食品を温め直す時は十分に加熱する。目安は75℃以上。
- 少しでも怪しいと思ったら、食べずに捨てる。

資料：厚生労働省「家庭でできる食中毒予防の6つのポイント」より抜粋、一部改変

栄養検定 **3**級 テキスト

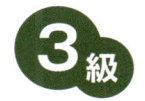

第 **1** 章

消化と吸収

・・・・・・・・・・・・・・・ 学習のポイント ・・・・・・・・・・・・・・・

消化のしくみを理解し、消化管と消化腺の働きについて学ぶ。また栄養素ごとの消化・吸収のしくみについて理解する。

- 消化・吸収の定義と分類を理解する。
- 消化の調節がどのように行われているのかを理解する。
- 消化管と消化腺について、それぞれの働きと特徴を理解する。
- 吸収した栄養素の輸送経路を理解する。
- 栄養素ごとの消化・吸収について、そのしくみとどのような酵素が働いているのかも含めて理解する。

消化と吸収

消化のしくみ

（1）消化・吸収とは

　口から摂取した食物は、最終的に小腸の細胞に取り込まれるまでの間に、胃や小腸などの消化管でさまざまな代謝をうけ、細胞が利用できる大きさまで変化します。栄養素が生体内に取り込まれるまでの変化の過程を消化といいます。そして、消化物が細胞内に取り込まれ、血液やリンパ液へ移送されることを吸収といいます。

　消化は大きく3つに分類できます。一つは、口腔内で咀嚼、嚥下、胃腸での蠕動運動などによる「機械的消化」です。**唾液**、胃液、膵液などに含まれる消化酵素による消化は、「化学的消化」といい、食物成分を高分子から低分子へ加水分解します。これによって栄養素は細胞に取り込まれます。消化酵素で消化されなかった成分は、大腸内の腸内細菌の働きによって発酵・腐敗します。これを「生物学的消化」といいます。

（2）消化の調節

　消化管の運動と働きは、自律神経と**消化管ホルモン**によって調節されています。消化器系の多くは、自律神経である交感神経と副交感神経によってコントロールされ、通常は、交感神経は消化器系の活動に抑制的に働き、副交感神経は消化器系の活動や消化液の分泌に促進的に働きます。

　消化作用を調節する消化管ホルモンのうち、胃から分泌されるガストリンは胃液の分泌促進に働き、十二指腸から分泌されるセクレチンは、膵液の分泌促進、胃酸とガストリンの分泌抑制などに作用します。

　小腸の吸収細胞の微絨毛に存在している膜消化酵素による消化を膜消化といいます。膜消化酵素には、グルコアミラーゼ（マルターゼ）、イソマルターゼ、スクラーゼ、ラクターゼといった糖質分解酵素やアミノペプチダーゼ、カルボキシペプチダーゼ、ジペプチダーゼといったたんぱく質分解酵素があります。

⚠️
重要語句
唾液：唾液には消化作用の他、抗菌作用、粘膜保護作用、歯の保護作用、口腔内の自浄作用などがあります。
消化管ホルモン：消化管で生成され、内分泌されるホルモンで、消化液の分泌や消化管の運動などを調節します。

酵素ってなんだ？

　酵素は、摂取した栄養素をさまざまな生体物質に変換する化学反応の触媒です。非常に大きなたんぱく質の分子でできています。酵素たんぱく質は、高温で煮たり、強酸や強アルカリの環境では失活します。　酵素はその作用によって以下の6つの系統に分けられています。

- ・酸化還元酵素　・転移酵素　・加水分解酵素　・除去付加酵素
- ・異性化酵素　・合成酵素

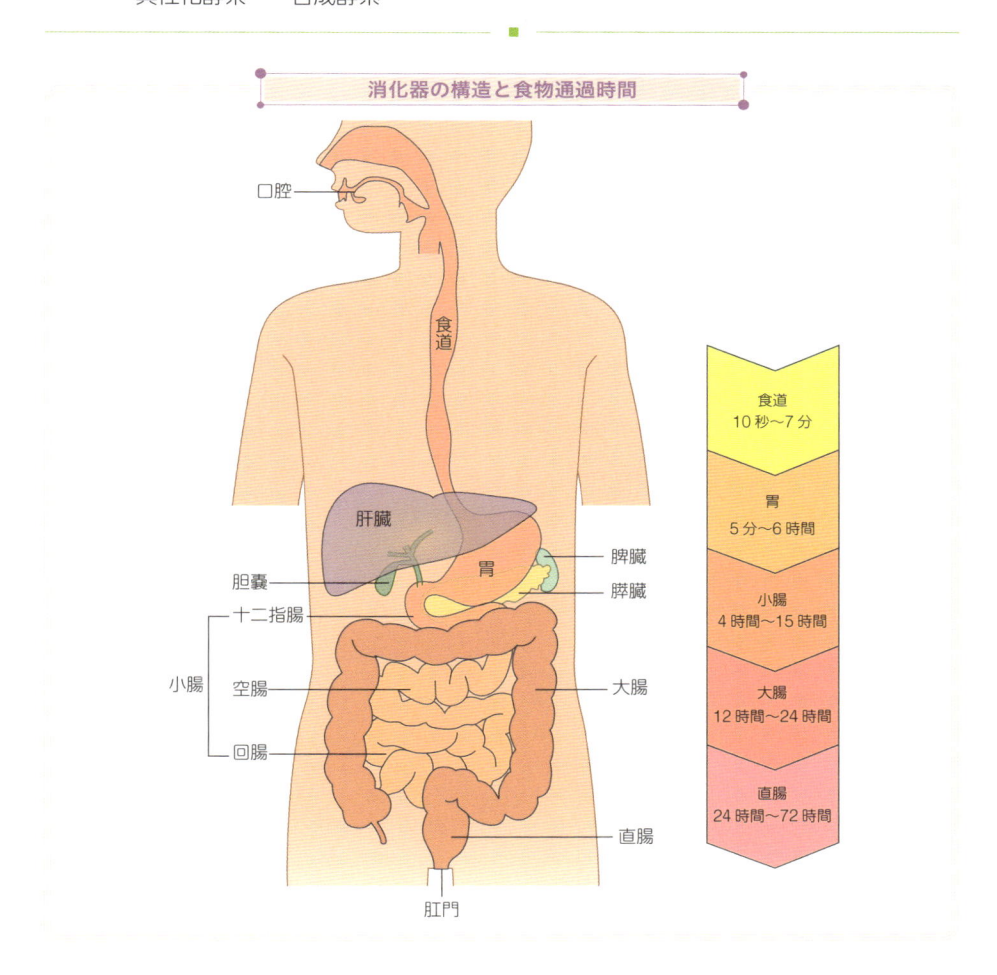

消化器の構造と食物通過時間

口腔

食道

肝臓

胆嚢

十二指腸

空腸

回腸

小腸

脾臓

胃

膵臓

大腸

直腸

肛門

| 食道 10秒～7分 |
| 胃 5分～6時間 |
| 小腸 4時間～15時間 |
| 大腸 12時間～24時間 |
| 直腸 24時間～72時間 |

メモ　栄養素が体内に取り込まれるということは、小腸で吸収されることで初めて体内に取り込まれたということになります。つまり、消化管内はまだ体の外側と考えます。

消化管と消化腺

　消化管は、口腔から食道、胃、小腸、大腸、肛門までつながっている1本の管のことで、長さは8〜10mほどあります。消化腺は、肝臓、胆嚢、膵臓などを指します。消化管はほぼ共通の組織構造となっており、消化管の内側から順に粘膜、筋層、漿膜の3層で構成され、粘膜には消化液や粘液を分泌するさまざまな腺が存在しています。

（1）口腔

　口腔とは、口の中のことであり、摂取した食物を歯で噛み咀嚼、破砕して、唾液と混ぜ合わせます。唾液に含まれるα-アミラーゼがでんぷんを消化し、食物を細かく噛み砕くことで食物を嚥下しやすい状態にします。また食物の表面積を増やし、化学的消化を促進します。

（2）胃

　胃は、消化管の中でも最も大きく広がった器官であり、胃の食道側の入り口を噴門、十二指腸側の出口を幽門といいます。また、胃の上部にある膨らんだ部分を胃底といい、胃の粘膜表面には胃液が分泌される小さなくぼみ胃小窩が多数あります。胃は、飲食物を一時的にためて、その温度を体温と同じにするとともに、蠕動運動によって食物をかき混ぜ十二指腸へ送り出します。胃液には、胃酸（塩酸）とペプシノーゲンが含まれ、ペプシノーゲンは不活性型ですが、胃酸に触れることで活性型のペプシンになり、たんぱく質を分解します。また、幽門部にある幽門腺は、粘液や消化管ホルモンであるガストリンを分泌しています。

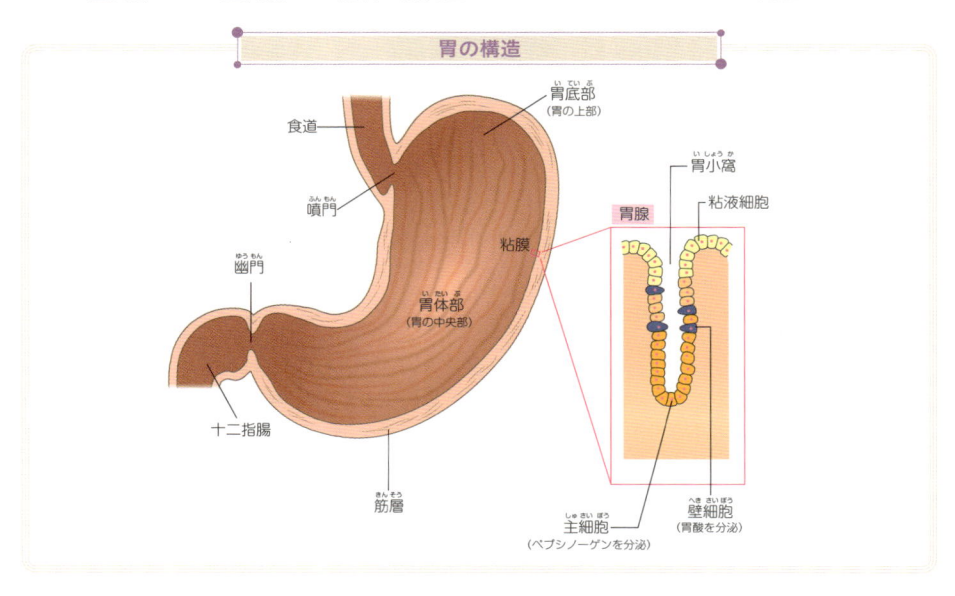

胃の構造

胃底部（胃の上部）
食道
胃小窩
噴門
胃腺
粘液細胞
幽門
粘膜
胃体部（胃の中央部）
十二指腸
筋層
壁細胞（胃酸を分泌）
主細胞（ペプシノーゲンを分泌）

? **用語解説**　**蠕動運動**：消化管が徐々にくびれることで食物の塊を移行させる働きを持ちます。主に食道から直腸までの運動をいいます。

（3）小腸

　小腸は、胃から送られてきた食物を消化・吸収する消化管であり、直径3〜6cm、長さ6〜7mの管で胃に近い方から十二指腸、空腸、回腸に分けられます。

　十二指腸では、膵臓から外分泌された膵液と肝臓でつくられた胆汁が分泌されます。膵液は、たんぱく質、糖質、脂質などの消化酵素が豊富に含まれているため、十二指腸では消化が活発に行われています。空腸では、吸収の約90%が行われます。

　小腸の運動には蠕動運動、分節運動、振子運動があります。蠕動運動は小腸の内容物を先の方へ動かす役目があり、分節運動と振子運動は、食塊と消化液を混ぜ合わせる役目があります。小腸の内壁には、約50万個の絨毛があり、吸収された栄養素を運ぶための毛細血管やリンパ管が通っています。吸収された栄養素のうち、脂質のほとんどはリンパ管、グルコース（ブドウ糖）とアミノ酸は毛細血管から体内に運ばれます。絨毛の表面は吸収上皮細胞で覆われており、さらにその表面は、**微絨毛**と呼ばれる長さ1μmの小さな突起で覆われています。

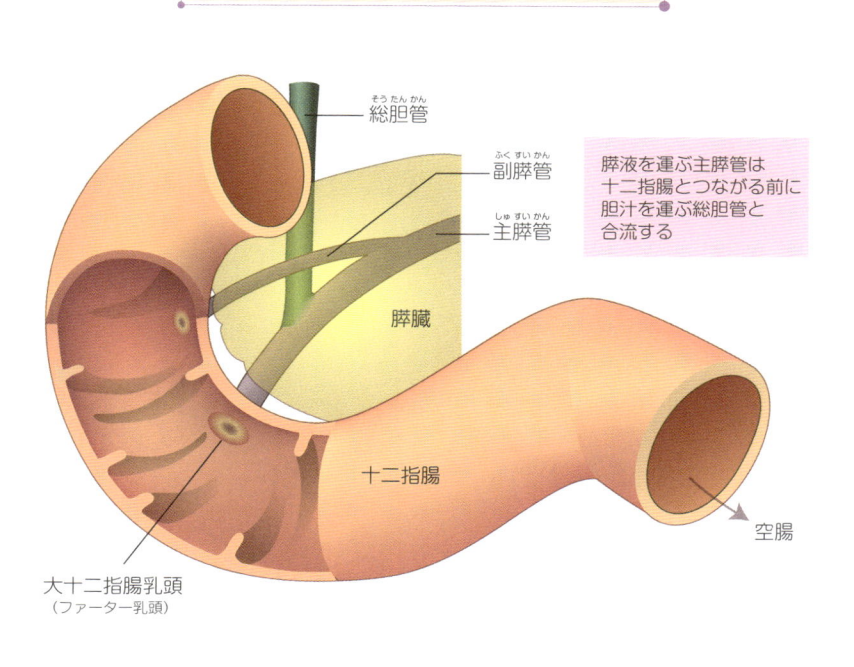

十二指腸の構造

- 総胆管（そうたんかん）
- 副膵管（ふくすいかん）
- 主膵管（しゅすいかん）
- 膵臓

膵液を運ぶ主膵管は十二指腸とつながる前に胆汁を運ぶ総胆管と合流する

- 十二指腸
- 空腸
- 大十二指腸乳頭（ファーター乳頭）

⚠ **重要語句**

微絨毛：小腸の表面積を広げて吸収効果を高める働きを持ちます。また、膜消化による栄養素の消化と必要な栄養素を選択的に吸収するという重要な機能も持っています。さらに細菌の取り込みを防ぐ役割もあります。

絨毛は吸収の盛んな空腸上部で特に発達しており、回腸に向かうにしたがって絨毛の高さ
と数は減少します。また、吸収上皮細胞の微絨毛膜には消化酵素が存在し、栄養素の消化吸
収に重要な働きをします。

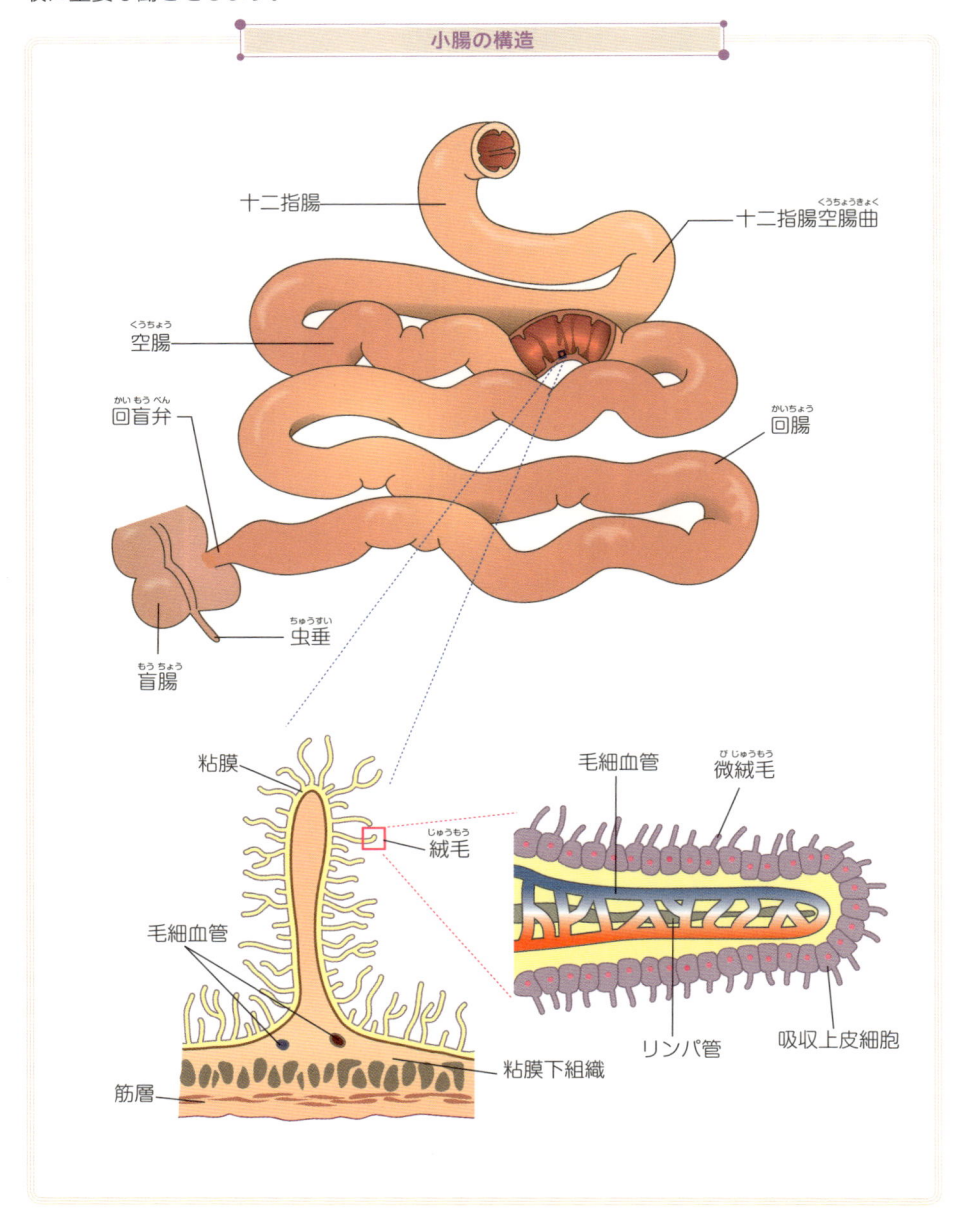

小腸の構造

十二指腸

十二指腸空腸曲（くうちょうきょく）

空腸（くうちょう）

回盲弁（かいもうべん）

回腸（かいちょう）

虫垂（ちゅうすい）

盲腸（もうちょう）

粘膜

毛細血管

微絨毛（びじゅうもう）

絨毛（じゅうもう）

毛細血管

リンパ管

吸収上皮細胞

粘膜下組織

筋層

（4）大腸

　大腸は、直径5〜7㎝、長さ約1.6mで盲腸、結腸、直腸に分かれ、結腸は、上行、横行、下行、S状結腸に分かれています。

　大腸壁は、小腸壁より薄く、内壁にはひだや絨毛がありません。

　大腸では水分やミネラルの吸収が行われます。さらに大腸内には100種類以上、100兆個の腸内細菌が生息しているとされ、それらによって食物繊維などの栄養素は発酵作用を受け、糞便が形成されます。小腸から上行結腸に移行した内容物は、さらに横行結腸、下行結腸とすすみます。横行結腸より先の蠕動運動は、1日に数回しかおこらず、朝食後は、胃・結腸反射として、大腸の蠕動運動が大蠕動として大きく起こり、横行結腸からS状結腸にたまっていた糞便が直腸に移行して、便意を感じます。

大腸の構造

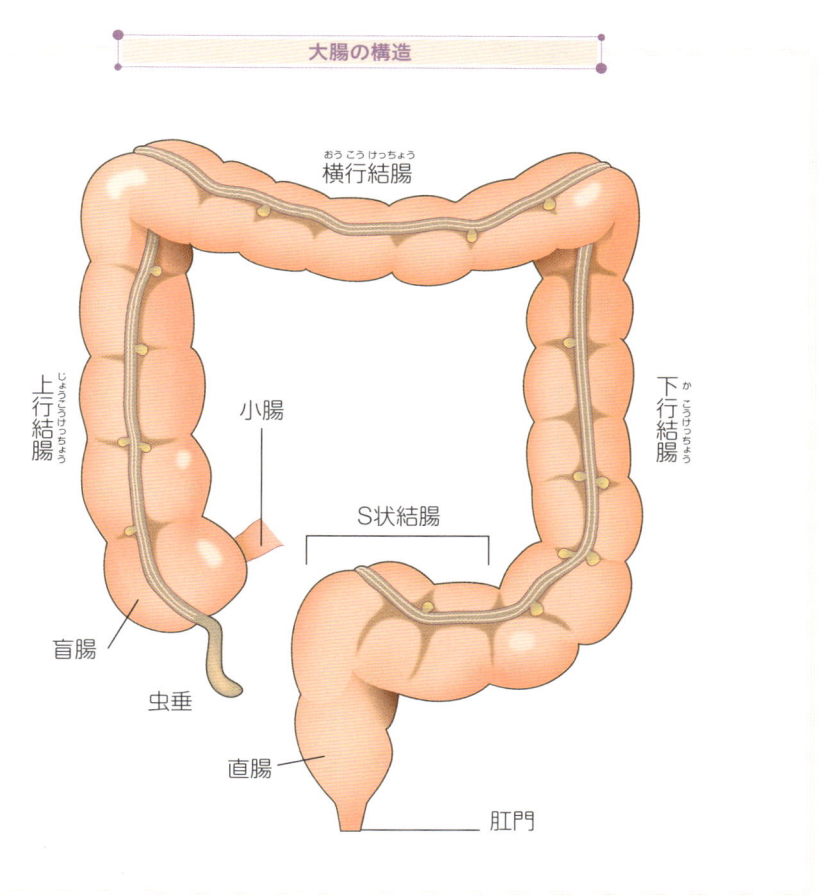

（5）膵臓

膵臓は、長さ約15㎝、重さ80〜160gで胃の後ろに位置しています。膵液を生成し消化管内に**外分泌**しています。膵液は、炭水化物分解酵素のα-アミラーゼ、脂質分解酵素のリパーゼ、たんぱく質分解酵素のトリプシン、キモトリプシン、カルボキシペプチダーゼなどの消化酵素を豊富に含み、アルカリ性を示します。胃液によって酸性となった食物は、膵液によって中和されます。一方で膵臓に散在しているランゲルハンス島（膵島）からは、ホルモンであるインスリンやグルカゴンを血液中に**内分泌**しています。

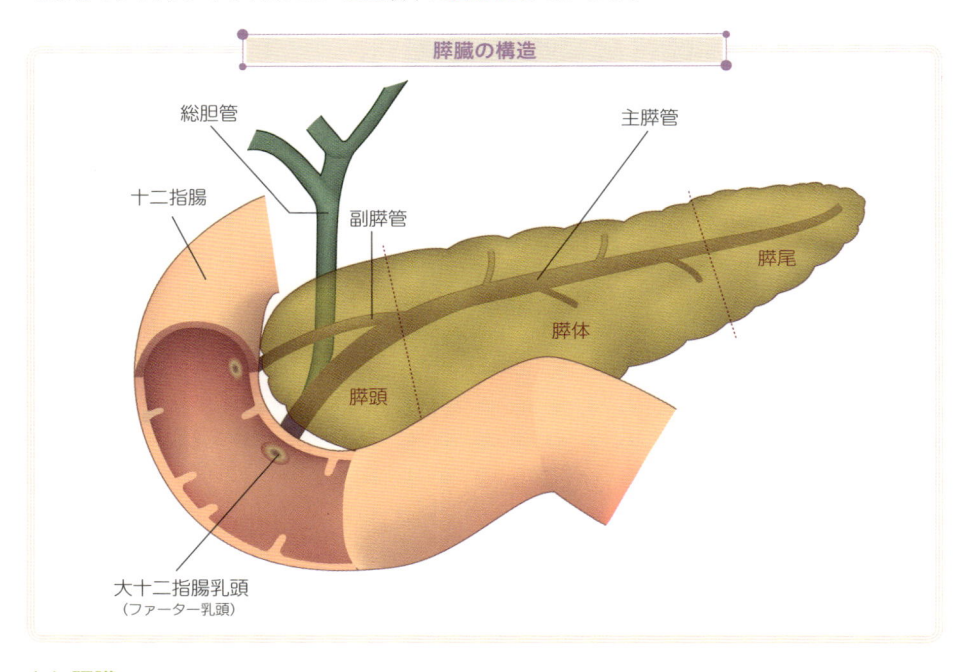

膵臓の構造

総胆管
主膵管
十二指腸
副膵管
膵尾
膵体
膵頭
大十二指腸乳頭
（ファーター乳頭）

（6）肝臓

肝臓は、重さ1.2〜1.5kg（体重の約2％）の体の中で最大の臓器です。横隔膜直下の右上腹部にあり、右葉と左葉に分かれ、約50万個の肝小葉で構成されています。肝臓下面には門脈があります。門脈は胃、小腸、大腸、膵臓などの消化器系から静脈血を集めて肝臓に運ぶ静脈のことで、グルコースやアミノ酸といった主な栄養素の吸収経路として重要な役割を果たしています。肝臓は、人体の化学工場ともいわれ、各栄養素を分解・合成（代謝）するほか、胆汁の生成、アンモニアやアルコールなどの解毒、グリコーゲンなどの栄養素の貯蔵など多くの役割を担っています。また、総胆管は、肝臓で生成された胆汁を十二指腸に分泌しています。

> ⚠️ **重要語句** **内分泌と外分泌**：内分泌は、ホルモンなどが血液中など体内に分泌されることをいいます。外分泌は、消化液、汗、乳汁などが消化管内や体表に向けて分泌されることをいいます。

肝臓の構造

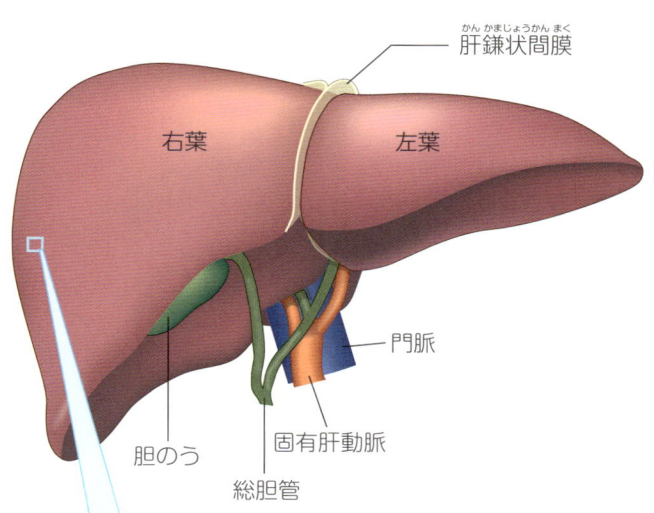

肝鎌状間膜

右葉　　左葉

門脈

固有肝動脈

胆のう

総胆管

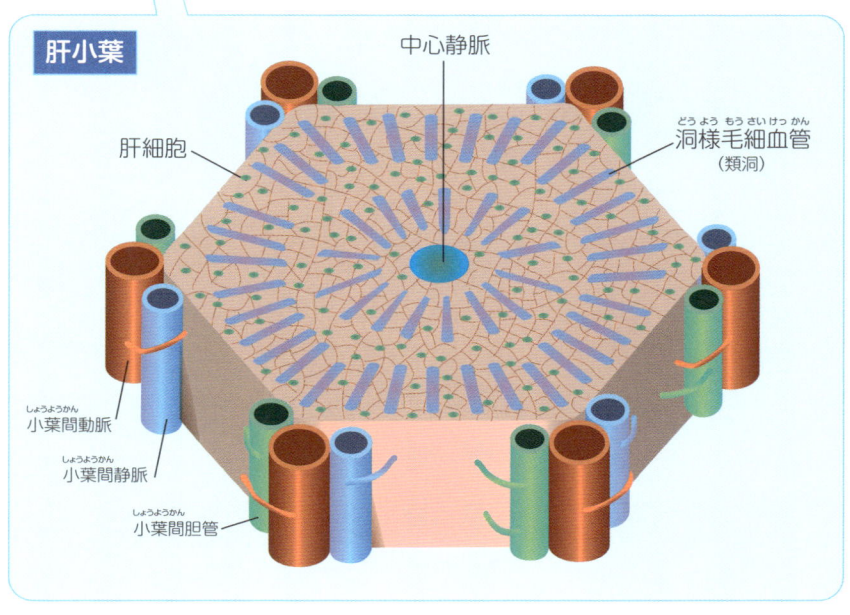

肝小葉

中心静脈

肝細胞

洞様毛細血管
（類洞）

小葉間動脈

小葉間静脈

小葉間胆管

栄養素の消化・吸収

（1）栄養素の消化・吸収と輸送経路

　摂取した食品は、消化管を通りながら唾液や胃液、膵液などの消化液と混ざり合って消化が進みます。これを管腔内消化といいます。管腔内消化を経て、小腸の吸収細胞の微絨毛に存在している膜消化酵素によって吸収可能なレベルに分解されることを膜消化といいます。小腸の吸収細胞に取り込まれた栄養素のうち、水溶性の栄養素は毛細血管から門脈の輸送経路をたどります。門脈（静脈）を経て肝臓に集められ、肝臓からは肝静脈を通り、下大静脈と合流して右心房に入り全身に送られます。こうした輸送経路をたどるのは、アミノ酸、グルコース、水溶性ビタミン、ミネラル、短鎖及び**中鎖脂肪酸**などです。一方、脂溶性の栄養素は、小腸吸収細胞に吸収されリンパ管に入る輸送経路をたどります。リンパ管に入った栄養素は、胸管を経て左鎖骨下の静脈から血液に合流し全身に送られます。

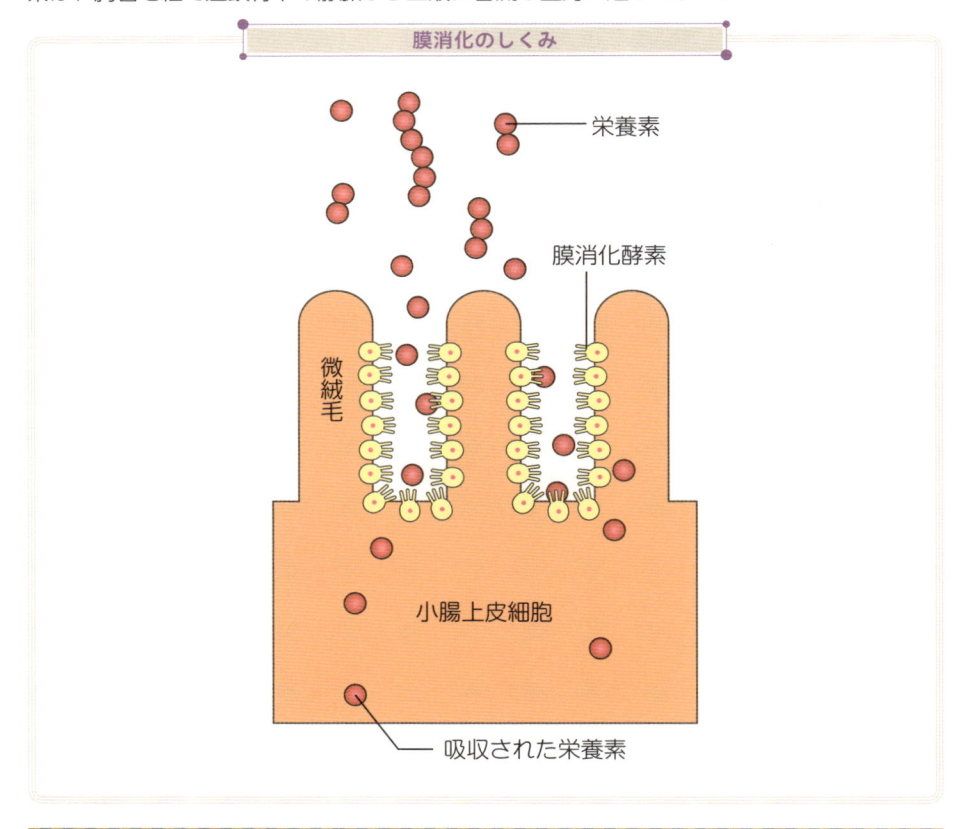

膜消化のしくみ

栄養素

膜消化酵素

微絨毛

小腸上皮細胞

吸収された栄養素

？
用語解説　**中鎖脂肪酸**：炭素数が8、10のもの。中鎖脂肪酸は、門脈系で肝臓に取りこまれ燃焼されやすいです。そのため、中鎖脂肪酸を含む植物油には、トクホ（特定保健用食品）として「体に脂肪をためにくい」という機能性を表示して販売されているものがあります。

栄養素の輸送経路

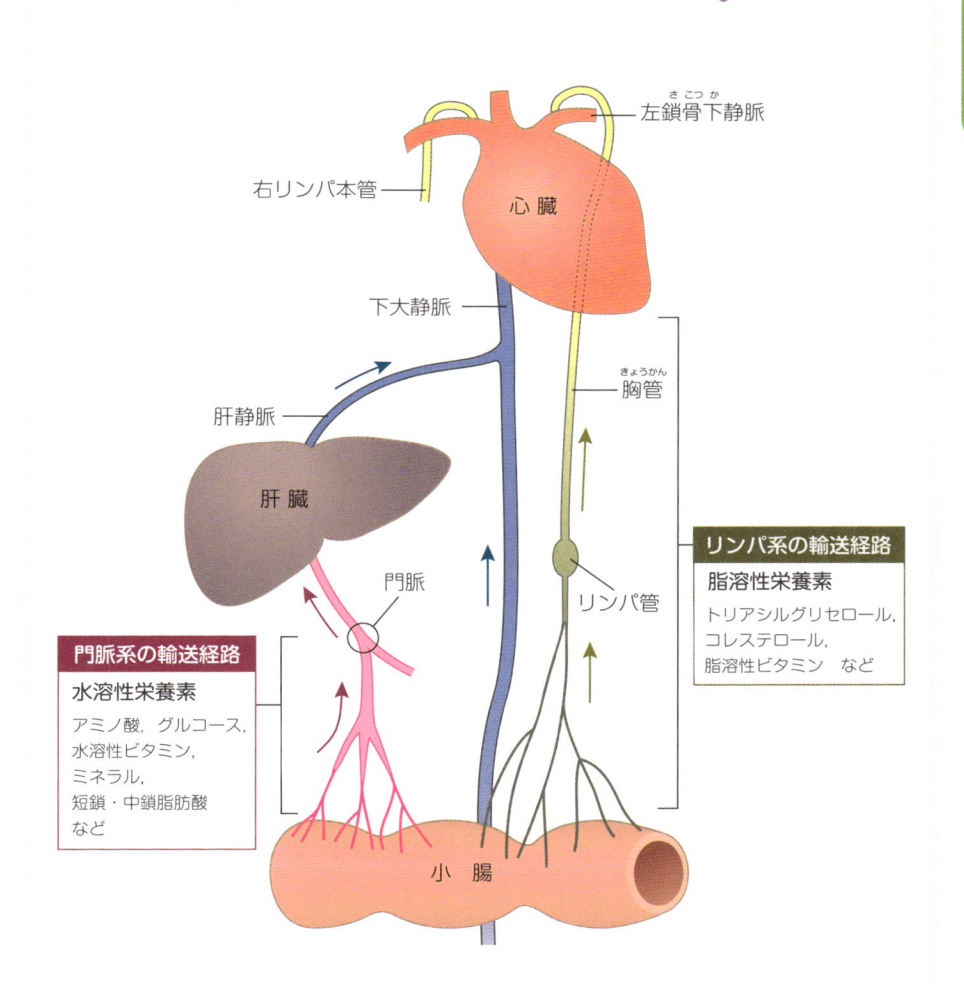

右リンパ本管

左鎖骨下静脈
（さ こ つ か）

心臓

下大静脈

胸管
（きょうかん）

肝静脈

肝臓

リンパ管

門脈

リンパ系の輸送経路
脂溶性栄養素
トリアシルグリセロール,
コレステロール,
脂溶性ビタミン　など

門脈系の輸送経路
水溶性栄養素
アミノ酸, グルコース,
水溶性ビタミン,
ミネラル,
短鎖・中鎖脂肪酸
など

小腸

（2）たんぱく質の消化・吸収

　　たんぱく質は、たんぱく質分解酵素によって消化されます。胃液に含まれるペプシンによって消化されて**ポリペプチド**になり、膵液に含まれるトリプシン、キモトリプシン、カルボキシペプチダーゼなどによってオリゴペプチドやトリペプチド、ジペプチドに分解されます。さらに小腸の微絨毛膜に存在するアミノペプチダーゼなどによってアミノ酸に分解され（膜消化）、同時に吸収され毛細血管から門脈を経て肝臓に送られます。

　　ペプシン、トリプシン、キモトリプシン、カルボキシペプチダーゼといったたんぱく質分解酵素は、活性型です。これらは、もともと不活性型のペプシノーゲン、トリプシノーゲン、キモトリプシノーゲン、プロカルボキシペプチダーゼであり、これらが胃酸や活性化されたペプシン、小腸粘膜に存在するエンテロペプチダーゼによって活性化されることで初めてたんぱく質分解酵素として働くことになります。これらの酵素は、自分の体の成分を消化する**自己消化**を防ぐために不活性型として存在しています。

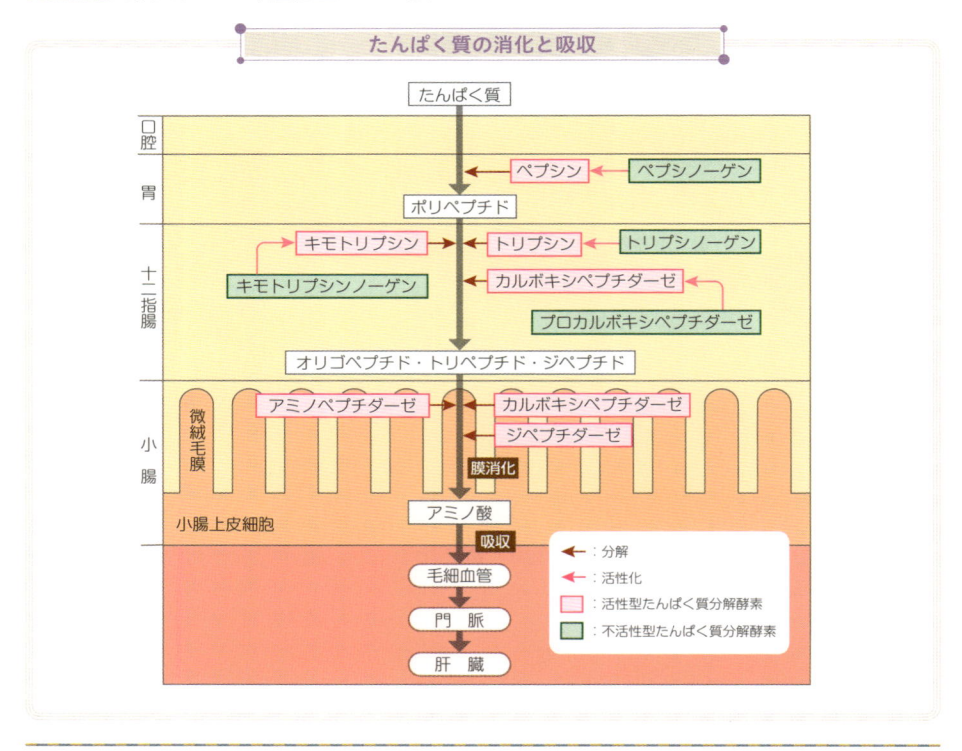

<!-- 図：たんぱく質の消化と吸収 -->

!　**ポリペプチド**：2個以上のアミノ酸のペプチド結合によってできた化合物。アミノ酸の数が2個の場合ジペプチド、
重要語句　3個の場合トリペプチド、数個程度の場合を オリゴペプチド、10個以上をポリペプチドといいます。

?　**自己消化**：自らの細胞、器官、生体などを、自らの持つ酵素で消化することをいいます。
用語解説

（3）糖質の消化・吸収

　ヒトは、摂取する糖質のほとんどをでんぷんから摂取しています。でんぷんは、単糖類が連なった多糖類の一種です。でんぷんは、唾液と膵液に含まれるα-アミラーゼによってデキストリンなどに分解され、小腸に存在する膜消化酵素であるグルコアミラーゼ（マルターゼ）によって単糖類であるグルコースに切り離されます。こうして、でんぷんは最終的にグルコースまで分解され、小腸上皮細胞に吸収されます。また、二糖類であるスクロース（ショ糖）やラクトース（乳糖）は、小腸の膜消化酵素であるスクラーゼとラクターゼによって分解されます。これらは、最終的にグルコースなどの単糖類となり小腸上皮細胞に吸収され、毛細血管から門脈を経て肝臓に送られます。

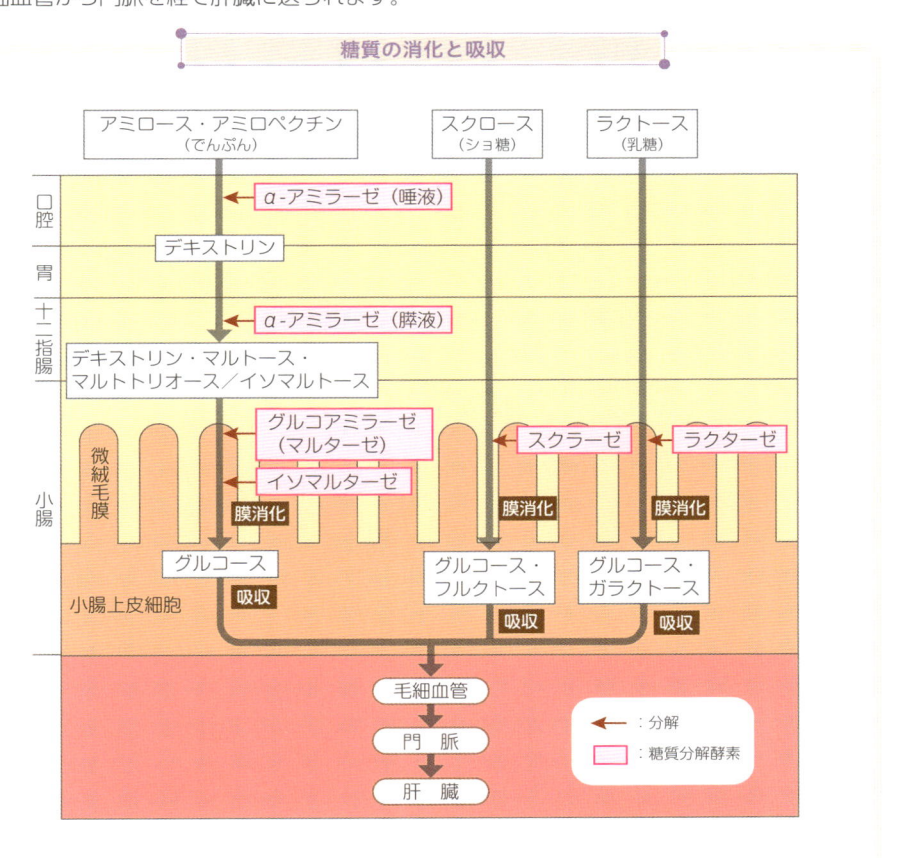

糖質の消化と吸収

（4）脂質の消化・吸収

　食物に含まれる脂質のほとんどは、トリアシルグリセロール（中性脂肪）で、グリセロールに3つの脂肪酸分子が結合した物質です。トリアシルグリセロールは、十二指腸で胆汁酸と混じることで乳化され、小さな脂肪滴（エマルジョン）となります。胆汁酸は、脂肪を乳化して小さな脂肪滴を作ることで脂肪滴の表面積を増やし、酵素が働きやすくし、脂肪の消化速度を最大限に高める働きがあります。さらに、膵液に含まれるリパーゼという消化酵素によって、トリアシルグリセロールは、モノアシルグリセロールと脂肪酸に分解されます。その後、胆汁酸と共に4〜6nmの球状の**ミセル**を形成し、空腸粘膜の微絨毛に近づくと中心の脂質成分のみが吸収され、小腸吸収細胞で再びトリアシルグリセロールに合成され、**カイロミクロン**としてリンパ管に入ります。腹部のリンパ管は、左側の首の付け根付近で静脈に合流しているため、カイロミクロンは、血液に入り全身に流れていきます。

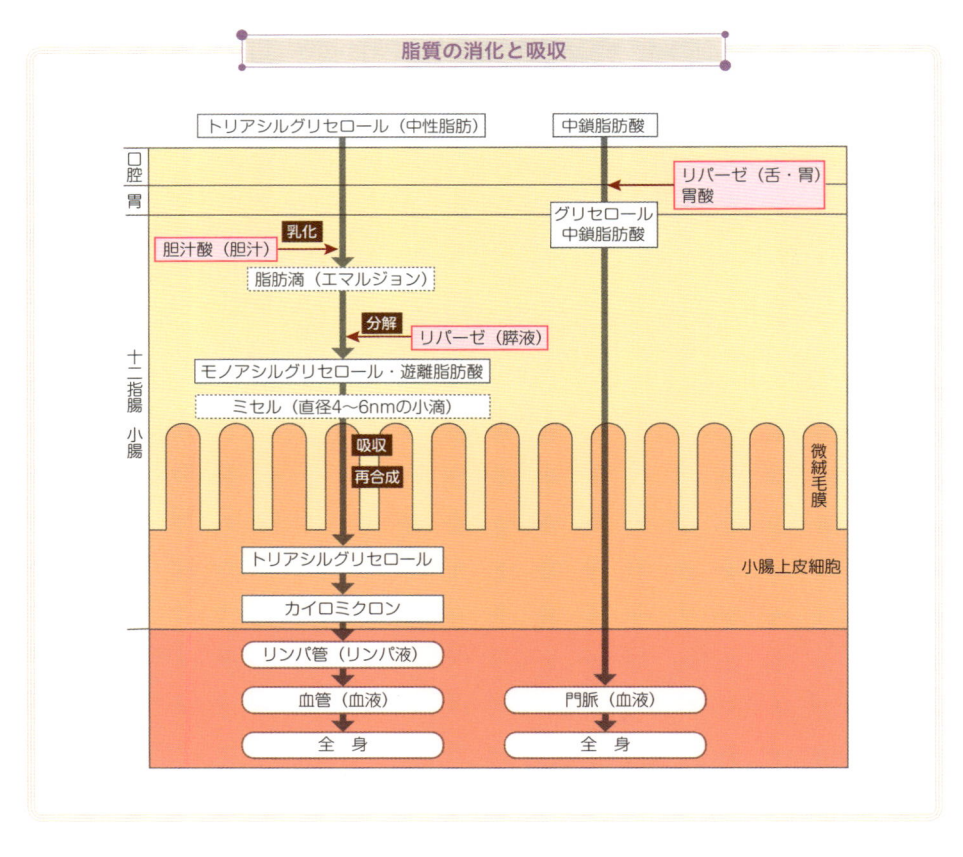

脂質の消化と吸収

　！　　**ミセル**：溶液中で分子やイオンがある濃度以上になった場合に作る集合体をさします。
重要語句

　トリアシルグリセロールのうち、脂肪酸が中鎖脂肪酸（炭素数8〜10）のものは、胆汁酸を必要とせず、リパーゼによってグリセロールと中鎖脂肪酸に分解され、ミセルを形成せずに小腸上皮細胞に吸収され、カイロミクロンを形成せずに門脈を経て肝臓などに運ばれます。

（5）ビタミンの消化・吸収

　脂溶性ビタミンは、脂質の消化吸収と同様に胆汁酸の作用でミセルを形成します。小腸から吸収された後は、カイロミクロンに取り込まれ、リンパ管を経て全身に供給されます。胆汁酸の分泌が不十分な場合は、脂溶性ビタミンの吸収が低下します。ビタミンAは肝臓に貯蔵され、その後、各組織に送られます。ビタミンDとビタミンKは、主に肝臓に取りこまれます。ビタミンEは、ほぼすべての組織に取りこまれます。

　水溶性ビタミンのほとんどは、小腸上部から吸収され門脈を経て全身に供給されます。ビタミンB群のほとんどは、食品中では補酵素型で存在し、酵素たんぱく質と結合しています。消化管内の酵素によってたんぱく質と切り離され、小腸上部で吸収されます。ビタミンCは食品の細胞中に遊離しているため、そのまま吸収されます。

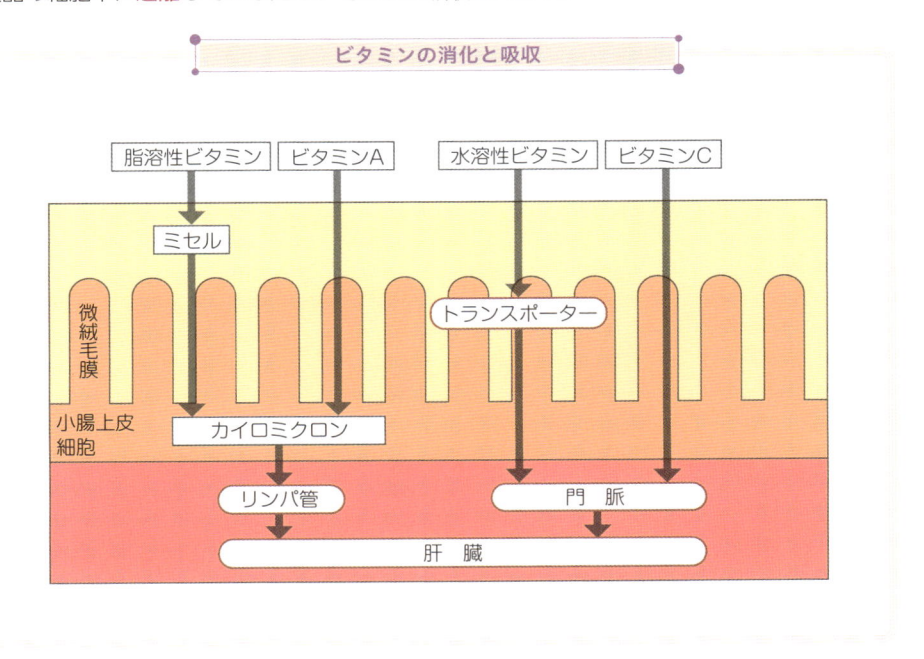

ビタミンの消化と吸収

重要語句

カイロミクロン：血漿中のリポたんぱく質の一種。食事から摂取したトリアシルグリセロール（中性脂肪）が小腸から吸収される時に形成され、脂肪をリンパ管に運搬します。

遊離：単体または原子団が、他の物質と結合せずに存在していること。または、化合物から結合が切れて分離することをいいます。

（6）ミネラルの消化・吸収

　ミネラルの大部分は、水に溶けた**イオン**の状態で小腸から吸収されますが、一部は大腸からも吸収されます。カルシウムは、十二指腸及び小腸上部で水溶性となって吸収されます。吸収率は、成人で25～30％ですが、成長期の子どもはこれよりも吸収率が高くなります。カルシウムは、腸管内で細胞路と細胞側路の2通りで吸収されます。細胞路は、吸収細胞内部を通り抜け、**能動輸送**によって吸収されるもので、細胞側路は、細胞と細胞の隙間から**単純拡散**（受動輸送）によって吸収されます。

　食品中に含まれる鉄は、胃の中で胃酸やビタミンCによって二価鉄に還元され主に小腸上部で吸収されます。吸収率は、通常15％程度とされていますが、体内に保有する鉄の量によって調節されます。吸収された鉄は、鉄運搬たんぱく質のトランスフェリンと結合して血液中を輸送されます。

　銅は、主に十二指腸から吸収されます。アルブミンと結合して肝臓で貯蔵されます。

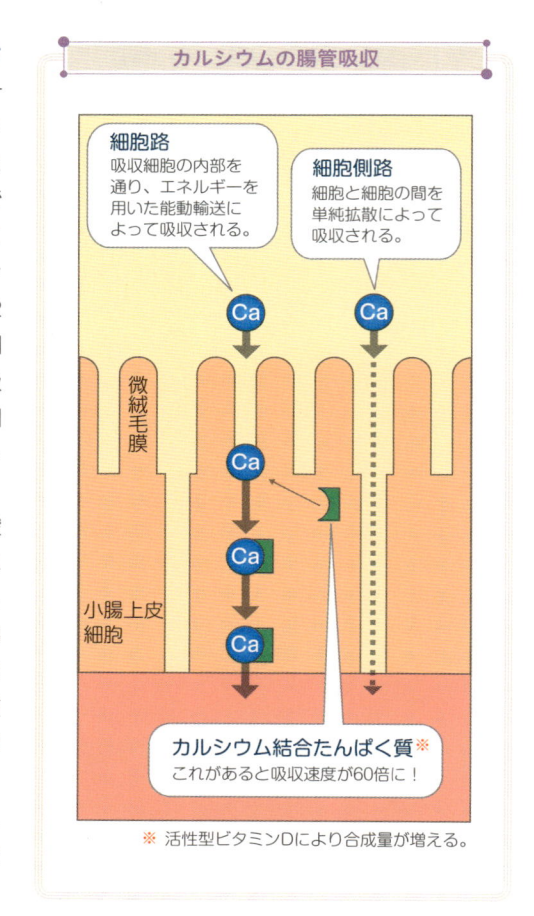

カルシウムの腸管吸収

細胞路
吸収細胞の内部を通り、エネルギーを用いた能動輸送によって吸収される。

細胞側路
細胞と細胞の間を単純拡散によって吸収される。

微絨毛膜

小腸上皮細胞

カルシウム結合たんぱく質※
これがあると吸収速度が60倍に！

※ 活性型ビタミンDにより合成量が増える。

（7）発酵と吸収

　糖質には、ヒトの消化酵素では分解できない難消化性糖質（食物繊維、オリゴ糖、糖アルコールなど）が含まれています。これらは、未消化物として糞便中に排泄されるため、これまで役に立たないものとされてきました。しかし、研究が進み、難消化性糖質の一部は、腸内細菌を介してヒトの栄養成分として利用されていることや、機能性成分として疾病予防にも関わっていることなどが分かってきました。

　腸内細菌のうち腸内環境を整え、免疫力を高めるものを有用菌（善玉菌）といい、食中毒などの原因となる腸内細菌を有害菌（悪玉菌）、どちらでもないものを日和見菌といいます。乳酸菌やビフィズス菌などの有用菌を増殖させる効果がある難消化性食物成分をプレバイオティクスといいます。水溶性食物繊維や、オリゴ糖、糖アルコールなどの難消化性食物繊維は、腸内細菌によって発酵を受けやすく発酵によって生成された短鎖脂肪酸により腸内は酸性となり、酸性状態に強いビフィズス菌や乳酸菌が生育します。こうした有用菌を含む食品のことをプロバイオティクスといいます。

第 **2** 章

たんぱく質の働き

・・・・・・・・・・・・・・・・ **学習のポイント** ・・・・・・・・・・・・・・・・

たんぱく質について、種類と構造、たんぱく質を構成するアミノ酸について学びます。また、たんぱく質の代謝や体内での働き、摂取量について学びます。

- ヒトの体を構成するたんぱく質について、構造と生理機能、分類について理解する。
- たんぱく質の体内での働きについて理解する。
- アミノ酸の種類とたんぱく質の質について理解する。
- たんぱく質の代謝について、代謝回転、アミノ酸プールについて理解する。
- 食後と食間のたんぱく質代謝について、そのしくみを理解する。
- エネルギー代謝とたんぱく質との関連を理解する。
- たんぱく質の摂取量、含まれる食品について理解する。

第2章 たんぱく質の働き

たんぱく質の種類

私たちの体は約10万種類ものたんぱく質で構成されています。たんぱく質は、アミノ酸が多数結合した高分子の化合物で、ヒトの体重の14〜17%を占め、筋肉や血液の成分になる他、酵素、ホルモンなど様々な生理機能を持っています。たんぱく質は20種類のアミノ酸から合成され多くが鎖状につながった構造をしています。たんぱく質は、機能別の分類と組成の違いによる種類に分けることができます。

生物学的機能別のたんぱく質の分類

分類	機能
酵素たんぱく質	生体反応を触媒するたんぱく質
輸送たんぱく質	生体内の物質を運搬するたんぱく質
貯蔵たんぱく質	各器官で物質を貯蔵するたんぱく質
収縮たんぱく質	筋肉の収縮に関与するたんぱく質
構造を構成するたんぱく質	骨格、皮膚、結合組織（軟骨、骨、血液、リンパなど）を構成するたんぱく質
防御たんぱく質	生体の防御反応に関与するたんぱく質
調節たんぱく質	代謝調節に関与たんぱく質
毒素たんぱく質	毒性があるたんぱく質

組成の違いによるたんぱく質の種類

種類	組成など
単純たんぱく質	アミノ酸のみから構成されるたんぱく質
複合たんぱく質	アミノ酸以外に糖、脂質、核酸、色素、リン酸、金属などの成分を持つたんぱく質

たんぱく質の体内での働き

①臓器や筋肉など体を構成する材料となります。

②酵素やホルモンなど、体の機能を調節する材料となります。

③たんぱく質は、1gあたり4kcalのエネルギーを生み出し、エネルギー源となります。

たんぱく質の構造

たんぱく質は、アミノ酸が**ペプチド結合**によってつながって出来ています。たんぱく質の合成は、DNAの指示通りに作られ、アミノ酸同士がペプチド結合によってできた化合物をペプチドといいます。通常、たんぱく質は、約100個以上のアミノ酸からなるポリペプチドです。

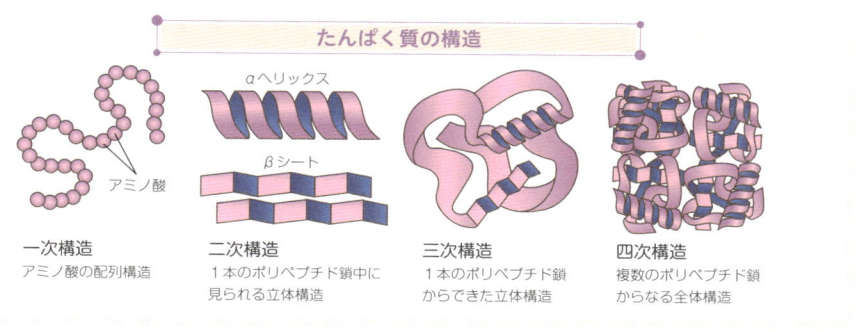

たんぱく質の構造

αヘリックス

βシート

アミノ酸

一次構造
アミノ酸の配列構造

二次構造
1本のポリペプチド鎖中に見られる立体構造

三次構造
1本のポリペプチド鎖からできた立体構造

四次構造
複数のポリペプチド鎖からなる全体構造

アミノ酸とは

たんぱく質を構成するアミノ酸は、自然界には数百の種類が存在しますが、ヒトのたんぱく質合成に使われるのは20種類だけです。ヒトは、食品のアミノ酸を摂取して体に必要なたんぱく質を作り出しています。このうち、体内で合成できないアミノ酸9種類を必須(不可欠)アミノ酸といい、食品から取り入れなければなりません。ヒトでは、イソロイシン、ロイシン、リシン、メチオニン、フェニルアラニン、トレオニ

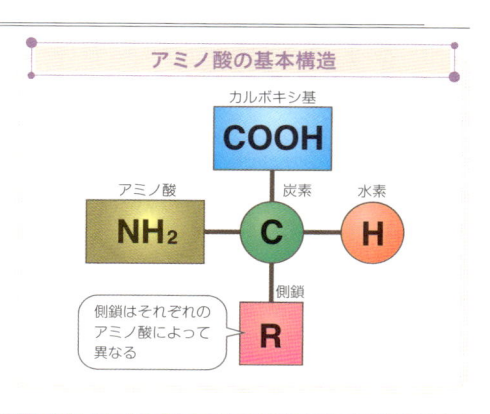

アミノ酸の基本構造

カルボキシ基

$COOH$

アミノ酸 　　　　炭素　　　水素

NH_2 ── C ── H

側鎖

R

側鎖はそれぞれのアミノ酸によって異なる

> (!) 重要語句 　**ペプチド結合**：あるアミノ酸のアミノ基と他のアミノ基のカルボキシ基から、水1分子(H_2O)がとれて連結した部分をいいます。

ン、トリプトファン、バリン、ヒスチジンです。一方、体内で他のアミノ酸から合成することができ、必ずしも食事から摂取する必要がないアミノ酸を非必須アミノ酸（可欠）アミノ酸といいます。非必須アミノ酸は、食事からとる必要はありませんが、ヒトのたんぱく質合成には、必須アミノ酸同様、非必須アミノ酸も必要です。

たんぱく質の質

　たんぱく質の質を評価する指標の一つに「アミノ酸価」があります。食品に含まれる必須アミノ酸の量の基準値を100として比較して評価するもので、基準値より最も少ない量となるアミノ酸を第一制限アミノ酸といい、第一制限アミノ酸の基準値から見た割合が100に近いほど質がよいと判断します。

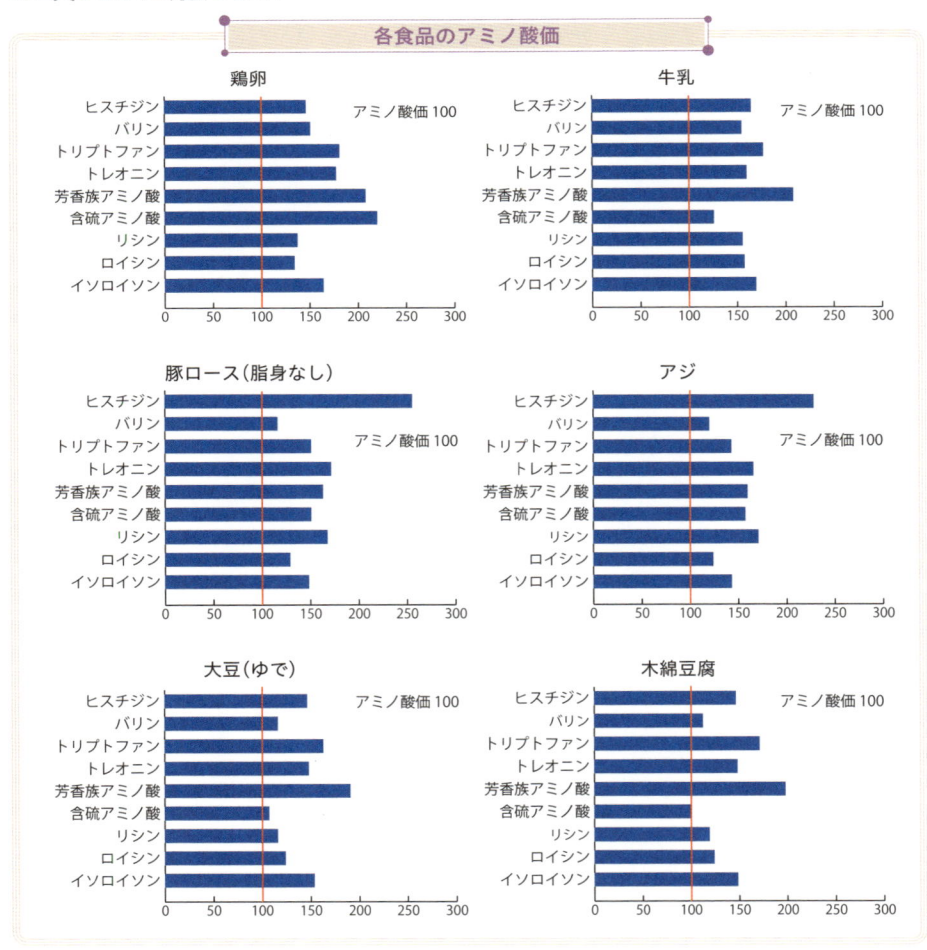

各食品のアミノ酸価

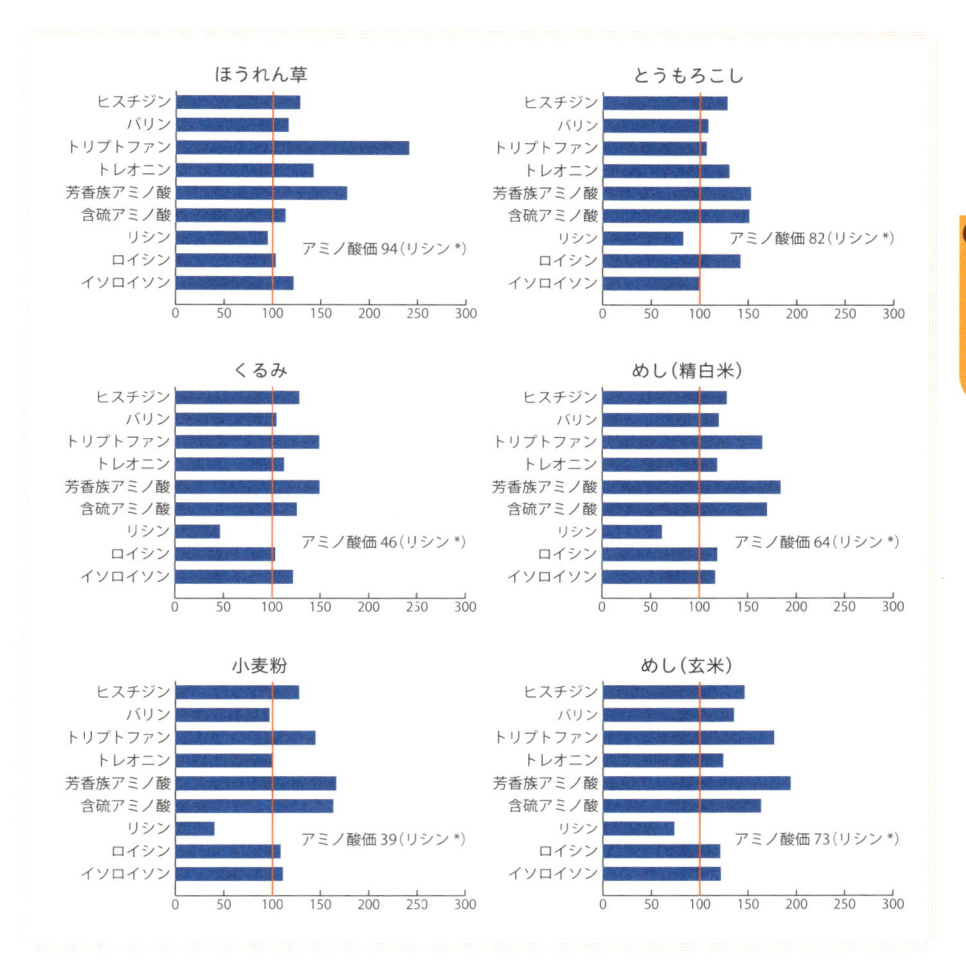

- 2007年 FAO/WHO/UNU 基準アミノ酸パターン 1～2歳を用いて算出
- 各食品のアミノ酸量は、「日本食品標準成分表」2015（七訂）アミノ酸成分表2015 第2表 基準窒素1g当たりのアミノ酸成分表を使用
- *は、第1制限アミノ酸

▮ たんぱく質の代謝

(1)代謝回転

　ヒトの体たんぱく質は常にその一部がアミノ酸に分解され、それに見合う量のたんぱく質が新たにアミノ酸から合成されています。分解と合成を繰り返すことで体たんぱく質が常に作り替えられることを代謝回転といい、たんぱく質代謝の重要な特徴です 。代謝回転の速度は、臓器によってかなり違います。肝臓の体たんぱく質の半分が作り替えられるのに必要な期間は約12日ですが、筋肉では約180日、骨では約240日、体全体の体たんぱく質の半分が 作り替えられる日にちの平均は約80日とされています。

(2)アミノ酸プール

　健康な成人では、体たんぱく質の量は一定であり、各組織の体たんぱく質がアミノ酸に分解される量とアミノ酸から体たんぱく質に合成される量は同じです。体重60kgの成人の場合、1日に約3g/kgのたんぱく質が合成されています。つまり、1日に180gのたんぱく質の合成と分解が繰り返されていることになります。体重60kgのヒトのたんぱく質摂取量と排泄量は、それぞれ約70g程度です。

　食事から摂取したたんぱく質は、消化・吸収されてアミノ酸プールに入り 、必要に応じて体たんぱく質に合成されます。こうした摂取量と排泄量、分解と合成の量が釣り合って平衡が保たれている状態を**動的平衡**状態といいます。

　体の中で最も大きなアミノ酸プールは骨格筋です。骨格筋1kgあたり3〜4gのアミノ酸をプールしているといわれています。

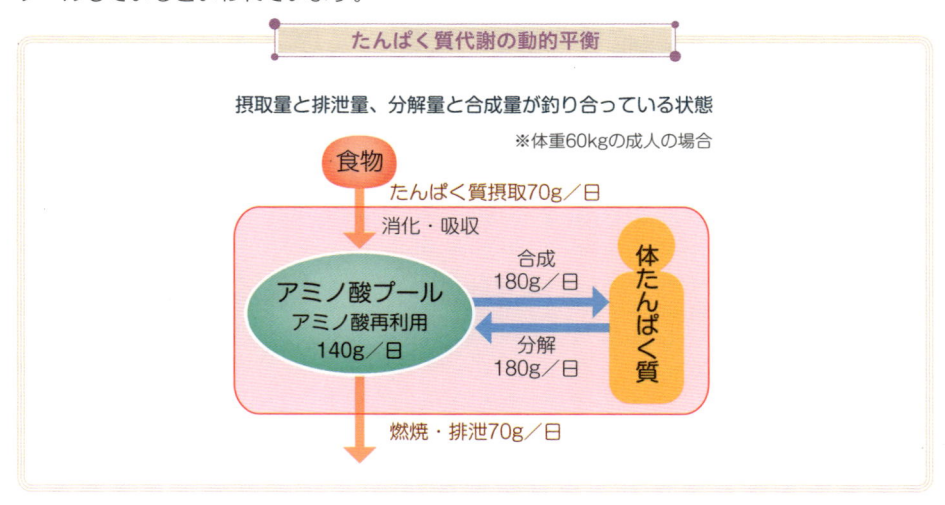

たんぱく質代謝の動的平衡

摂取量と排泄量、分解量と合成量が釣り合っている状態

※体重60kgの成人の場合

食物
たんぱく質摂取70g／日
消化・吸収

アミノ酸プール
アミノ酸再利用
140g／日

合成
180g／日

分解
180g／日

体たんぱく質

燃焼・排泄70g／日

（！）**重要語句** **動的平衡**：生体の中で互いに逆向きの過程が同じ速度で進行するため、全体としては変化が起きていないように見える状態をいいます。

（3）食後のたんぱく質代謝

　食物として摂取したたんぱく質は、消化管を通って小腸でアミノ酸として吸収され、門脈経由で肝臓に取り込まれます。その後、肝静脈を通って心臓の右心房に入り全身に送られます。血中アミノ酸濃度が上昇すると筋肉などで体たんぱく質の合成が促進されます。また、食後は膵臓から分泌されたインスリンがアミノ酸の各組織へのとり込みを促進するとともに、体たんぱく質の合成を促進し分解を抑制します。

（4）食間のたんぱく質代謝

　食後数時間すると血中アミノ酸濃度やインスリン濃度は元に戻ります。さらに空腹状態が続くと血糖値が低下し、肝臓で糖新生が促進されます。糖新生の促進により体たんぱく質が分解されてアミノ酸となり、グルコースの合成に利用されるほか、筋肉でエネルギーとして利用されます。

（5）エネルギー代謝とたんぱく質

　糖質や脂質からのエネルギー源が不足すると、摂取したたんぱく質は体たんぱく質ではなく、エネルギー源として利用されます。一方、糖質や脂質などのエネルギー源を十分に供給することによって、摂取したたんぱく質はエネルギーではなく、体たんぱく質として有効に利用されます。このことをエネルギーのたんぱく質節約作用といいます。

　飢餓により糖質が不足すると肝臓グリコーゲンが分解されてグルコースとなり、血糖として利用されます。体たんぱく質も分解され、生じたアミノ酸の一部は糖新生によってグルコースとなり、血糖を供給します。

　糖新生は、糖質以外の成分からグルコースを生成します。そのため、飢餓時の血糖供給のための重要な代謝です。糖新生は、アミノ酸のほか、乳酸、グリセロールを使い肝臓と腎臓で行われます。

分岐鎖アミノ酸って何だ？

　必須アミノ酸のうち、バリン、ロイシン、イソロイシンのことを分岐鎖アミノ酸（BCAA）といいます。

　分岐鎖アミノ酸は、筋肉の必須アミノ酸の約35％を占め、筋肉で酸化分解されるため、運動時の重要なエネルギー源になります。豆腐などの大豆製品、肉、サンマやマグロなどの魚、乳製品に含まれています。

たんぱく質の摂取量

　「日本人の食事摂取基準」2020年版のたんぱく質の推奨量は18歳以上の女性は50g/日、男性60g/日です。ただし、激しい運動をした場合、感染症や外傷がある場合、エネルギー摂取量が少ない場合などは、必要量が増えます。

　また、乳幼児や成長期の子どもにおいてたんぱく質が不足すると、成長障害が起こります。摂取しすぎた場合は、過剰な分が尿中に排泄されるため、腎臓に負担がかかります。

たんぱく質の食事摂取基準（推奨量:g/日、目標量:%エネルギー）

年齢（歳）	推奨量（g）		目標量（%エネルギー）
	男性	女性	
1〜2	20	20	13〜20
3〜5	25	25	13〜20
6〜7	30	30	13〜20
8〜9	40	40	13〜20
10〜11	45	50	13〜20
12〜14	60	55	13〜20
15〜17	65	55	13〜20
18〜29	65	50	13〜20
30〜49	65	50	13〜20
50〜64	65	50	14〜20
65〜74	60	50	15〜20
75〜	60	50	15〜20

資料：「日本人の食事摂取基準」2020年版

食品のたんぱく質含有量

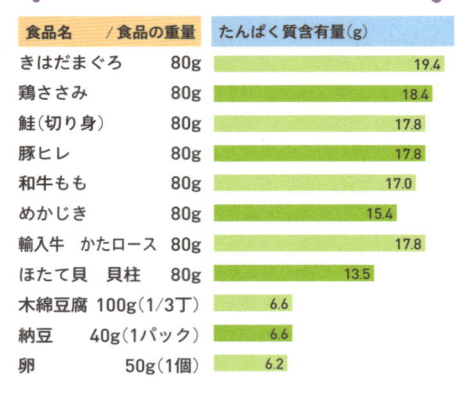

食品名 / 食品の重量	たんぱく質含有量（g）
きはだまぐろ 80g	19.4
鶏ささみ 80g	18.4
鮭（切り身） 80g	17.8
豚ヒレ 80g	17.8
和牛もも 80g	17.0
めかじき 80g	15.4
輸入牛 かたロース 80g	17.8
ほたて貝 貝柱 80g	13.5
木綿豆腐 100g（1/3丁）	6.6
納豆 40g（1パック）	6.6
卵 50g（1個）	6.2

「日本食品標準成分表」2015年版（七訂）より算出

第 **3** 章

炭水化物の働き

・・・・・・・・・・・・・・・・**学習のポイント**・・・・・・・・・・・・・・・・

糖質と食物繊維について学びます。糖質は、その種類と体内での働き、体内分布、糖質の代謝、血糖の調節、摂取量などについて学びます。また、食物繊維の種類と働き、摂取量について学びます。

- 糖質の種類と特徴を理解する。
- 糖質の体内での働きと体内分布を理解する。
- 糖質の代謝経路について、解糖系、TCA回路、ペントースリン酸回路、糖新生、食間の糖質代謝などについて理解する。
- 糖質代謝における各臓器の役割を理解する。
- 血糖について、そのしくみを理解する。
- 糖質と他の栄養素との関連を理解する。
- 食物繊維について、種類とその働きについて理解する。

Ⅰ 糖質

糖質の種類

　糖質は、米、パン、麺などの穀類、じゃがいもやさつまいもなどのいも類に多く含まれ、でんぷんとして摂取することが多いです。糖質は、構成する糖の数によって以下の3種類に分けられます。

（1）単糖類

　これ以上分解されない最小単位の糖質です。ブドウ糖（グルコース）、果糖（フルクトース）、ガラクトースなどがあります。甘味料として使われるキシリトールは、キシロースという糖アルコールから作られます。糖アルコールは、難消化性糖質の一種で単糖類が還元されて作られます。

（2）少糖類（オリゴ糖）

　2から数個の単糖類の結合した糖質です。砂糖の主成分であるショ糖（スクロース）、甘酒や麦芽に含まれる麦芽糖（マルトース）、牛乳や母乳に含まれる乳糖（ラクトース）などがあります。その他にトレハロースや大腸でビフィズス菌を増殖させるラフィノースなどがあります。

（3）多糖類

　単糖類が多数結合した糖質です。多糖類には、ヒトの消化酵素で消化吸収できるものと消化吸収できないものがあり、消化吸収できないものを食物繊維といいます。消化吸収できるものは、易消化性多糖類といい、でんぷんやグリコーゲンなどがあります。消化吸収できない難消化性多糖類（食物繊維）には、セルロース、グルコマンナン、ペクチン、アルギン酸などがあります。

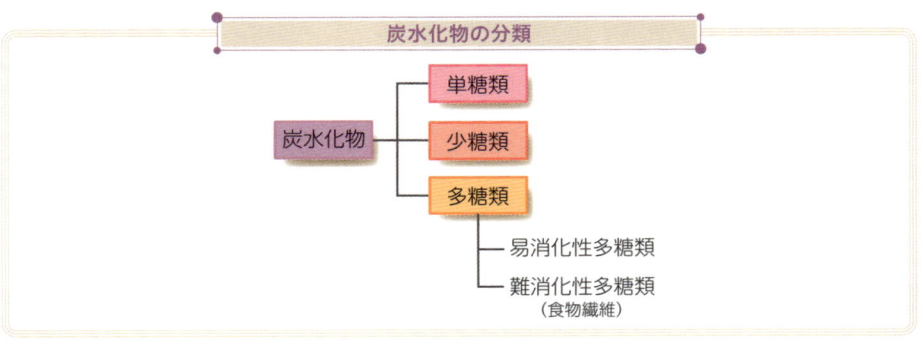

多糖類の種類

種類	機能・特徴
でんぷん	でんぷんは、グルコース（ブドウ糖）のみから構成されていて、その構造によってアミロースとアミロペクチンに分けられます。うるち米は、その20%がアミロース、80%がアミロペクチンであるのに対し、もち米はほぼ100%がアミロペクチンです。もち米の粘りは、アミロペクチンに由来します。
グリコーゲン	グリコーゲンは、ブドウ糖（グルコース）のみから構成されていますが、構造とブドウ糖の数がでんぷんとは異なります。ヒトの肝臓や筋肉に含まれます。
セルロース	セルロースはブドウ糖からできています。水に溶けず、またヒトはセルロースの消化酵素を持たないため、そのまま大腸に到達し食物繊維として働きます。
グルコマンナン	こんにゃくいもに多く含まれる難消化性多糖類です。
ペクチン	かんきつ類に多く含まれる難消化性多糖類です。
アルギン酸	褐藻類（こんぶやわかめ）見られる粘り気の強い難消化性多糖類です。
その他	寒天は、テングサやオゴノリに含まれる酸性の多糖類です。ヒルアロン酸はたんぱく質と結合して皮膚、腱、筋肉、軟骨、脳、血管などの組織中に広く分布する多糖類です。

3級 第3章 炭水化物の働き

糖質の体内での働き

糖質は、生体内でブドウ糖に分解され、血液を通して各組織に運ばれ、体を動かすエネルギーとして利用されます。

糖質の体内分布

ヒトの体内に存在する糖質のほとんどは、グリコーゲンとして存在し、肝臓には、約100g、筋肉には約80～160gのグリコーゲンが貯蔵されています。血液には約4gがグルコースとして存在しています。体内の総糖質量は、合計180～260gほどになり、これをエネルギー換算すると、720～1,000kcalとなります。このうち、血液中のグルコースのことを血糖といいます。

脳や神経系、赤血球の主要なエネルギー源はグルコースであり、脂質やたんぱく質では補うことができません。脳は、エネルギー消費量が非常に大きく、**基礎代謝量**の約20%を占めています。例えば、基礎代謝量が1,000kcalの場合、約200kcalを脳が消費していることになります。

(!) 重要語句 **基礎代謝量**：生命維持に最低限必要なエネルギー。早朝の空腹時における、身体的、精神的に安静にした状態でのエネルギー代謝量をいいます。

血糖値が低下しすぎると、脳へのエネルギー供給が途絶え、昏睡などの低血糖症状を引き起こします。一方、糖質をとりすぎると、余ったブドウ糖は、グリコーゲンとして肝臓や筋肉に蓄えられますが、さらに余った場合は、脂肪組織に体脂肪として蓄積され肥満の原因になります。

▌糖質の代謝

（1）糖質の代謝経路

　食事として摂取した糖質であるでんぷん、スクロース（ショ糖）、ラクトース（乳糖）は、消化酵素によって分解され、グルコースなどの単糖類となります。小腸で吸収された単糖類は、門脈経由で肝臓に取り込まれ肝臓で代謝を受けます。グルコースのほとんどは、肝臓から血液中に放出され、血糖となり、エネルギーをただちに必要とする臓器や組織にグルコースを供給します。各臓器や組織に取り込まれたグルコースは解糖系とTCA回路（クエン酸回路）、**電子伝達系**という代謝系を経て、最終的に二酸化炭素と水に分解されます。この過程で**ATP（アデノシン三リン酸）**としてエネルギーが取り出されます。

【解糖系】

　糖質の代謝経路のうち、グルコースが乳酸に分解されるまでの経路で、この代謝はすべての細胞の細胞質中で行われます。グルコースは、リン酸化されてグルコース6-リン酸となり、いくつかの代謝を経てピルビン酸を生成します。酸素がない場合、ピルビン酸は乳酸となり代謝は終了します。一方、酸素がある場合は、ピルビン酸はアセチルCoAとなり、次のクエン酸回路に進みます。なお、フルクトース（果糖）やガラクトースもそれぞれ分解を経て、解糖系に入ります。

【TCA回路（クエン酸回路）】

　酸素を利用できる（好気的）場合、解糖系で生じたピルビン酸は、細胞のミトコンドリア内でアセチルCoAに変換されます。アセチルCoAは、TCA回路の最後の物質であるオキサロ酢酸と反応してクエン酸となります。TCA回路は、この反応から始まり、8個の物質を経由してオキサロ酢酸に戻ります。このサイクルが回ることで、発生した水素が次の代謝経路である電子伝達系に渡され、エネルギー源のATPが産生されます。TCA回路では、糖質だけではなく、脂質やたんぱく質も分解され、三大栄養素の代謝の中心となるサイクルです。

【ペントース（五炭糖）リン酸回路】

　解糖系のグルコース6-リン酸から分岐する経路です。この経路では、核酸や、ATP、補酵素の構成成分として使われるリボース5-リン酸が作りだされます。また、脂肪酸やコレステロールの合成に必要な機能成分も供給されます。

（！）重要語句　**電子伝達系**：主な3つの代謝のうち、解糖系、TCA回路に続く最終段階。解糖系やTCA回路で生じた物質の力を利用して、エネルギー源であるATPを生成します。

【糖新生】

　脳や神経系、赤血球は、グルコースを主なエネルギー源としているため、血糖値を維持することは非常に重要です。このため、空腹時、血糖値が低下すると、乳酸、グリセロール、アミノ酸など糖質以外の物質からグルコースが合成されます。これを糖新生といいます。糖新生は、主に肝臓で行われますが、腎臓でも行われます。

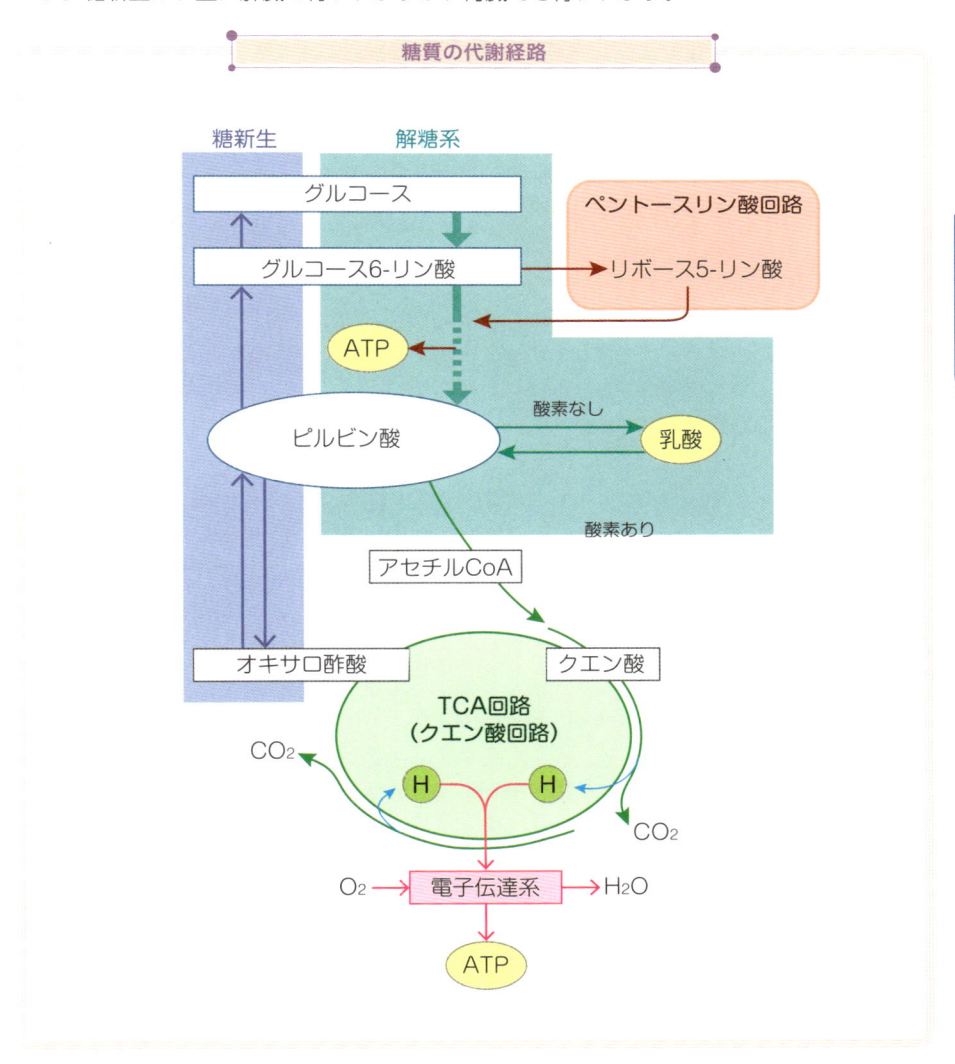

糖質の代謝経路

3級 第3章 炭水化物の働き

重要語句

ATP（アデノシン三リン酸）：生体が直接利用しているエネルギー源のほとんどは、ATP（アデノシン三リン酸）です。ATPが分解し、ADP（アデノシン二リン酸）に変わるときにエネルギーが発生し、そのエネルギーを生体内の様々な反応に利用しています。

（2）食間の糖質代謝

　食後2時間以上を経過すると血糖値は元の空腹時の値まで減少します。しかし、体内でのグルコースの利用は続くため、肝臓のグリコーゲンはグルコース6-リン酸などを経てグルコースとなり、血液中に放出されます。肝臓のグリコーゲンが枯渇すると体たんぱく質が分解され、さらに生じたアミノ酸から糖新生によってグルコースが合成され、血糖値が維持されます。これらの働きは、グルカゴン、アドレナリン、グルココルチコイドといった**ホルモン**の共同作業によって行われます。

（3）各臓器の役割

1）肝臓

　肝臓は、グリコーゲンの合成・分解、糖新生などを行っており、糖質代謝において最も重要な働きを担っています。肝臓には、約100g程度のグリコーゲンが貯蔵されていますが、空腹時にグルコースに分解し、使える量は50〜60g程度です。このため空腹状態が5〜6時間続くと脳・神経系のエネルギー消費をグルコースでまかなえません。そのような時には肝臓における糖新生が糖質代謝の主体となります。乳酸や体たんぱく質を分解することでアミノ酸からグルコースを生成して血糖として血液に放出します。肝臓は、長時間の空腹時も血中のグルコース濃度を一定に保ち、脳・神経系にグルコースを供給する重要な臓器です。

2）筋肉

　筋肉は、常時血液からグルコースを取り込んで筋肉を動かすエネルギーやグリコーゲンの合成をしています。筋肉中のグリコーゲンは、筋肉のエネルギー源としてのみ利用され、血糖として利用されることはありません。また、筋肉組織内で酸素不足により生成された乳酸は、筋肉には糖新生回路がないため、血液によって肝臓に送られ、間接的に糖新生に貢献しています。

3）脂肪組織

　食後、脂肪組織は血液から取り込んだグルコースを脂肪酸に変換し、トリアシルグリセロールとして貯蔵します。脂肪細胞の膜に存在するグルコーストランスポーター4がインスリンの刺激を受けてグルコースを細胞内に取り込みます。空腹時には、脂肪組織中のトリアシルグリセロールがグリセロールと脂肪酸に分解されます。グリセロールは、糖新生によってグルコース産生の素材となり、脂肪酸は、筋肉など脂肪酸をエネルギー源として利用できる組織でエネルギーとして利用されます。

（！）**重要語句**　　**ホルモン**：一般に内分泌腺で作られ、組織や臓器の形態や機能を調節し、生体の恒常性（ホメオスタシス）を維持するための物質です。

血糖の調節

（1）インスリンの作用

　血糖は、血液中のグルコースのことをいいます。インスリンは、血糖値を低下させる働きのあるホルモンです。食後に血糖値が上昇すると膵臓のランゲルハンス島から分泌されます。これにより、エネルギーを必要とする筋肉や脂肪組織などの細胞へのグルコースの取り込みを促進します。肝臓では、グルコースからのエネルギー産生を促進します。グルコースが余った場合には、飢餓に備えてグリコーゲンを合成して貯蔵します。脂肪組織では、脂肪酸合成に関わる酵素を活性化し、グルコースからトリアシルグリセロールの合成を促進して血糖値を低下させます。

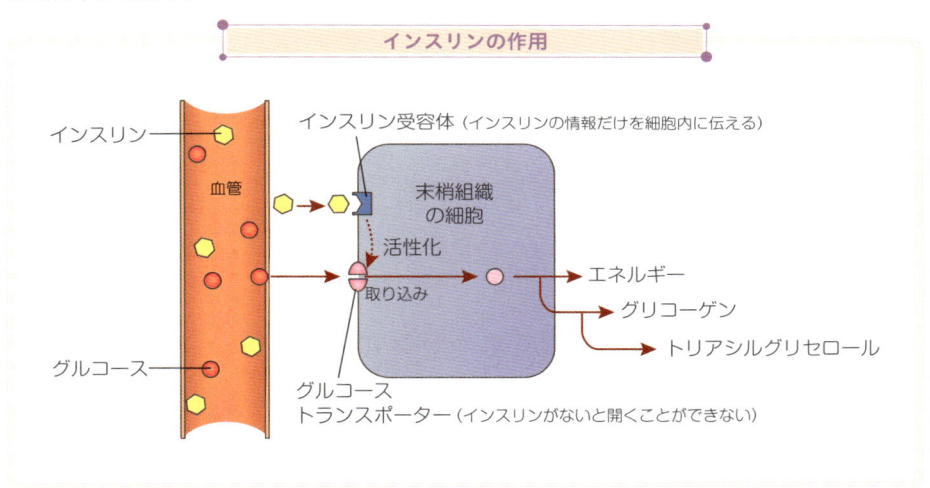

インスリンの作用

インスリン

血管

インスリン受容体（インスリンの情報だけを細胞内に伝える）

末梢組織の細胞

活性化

取り込み

グルコーストランスポーター（インスリンがないと開くことができない）

グルコース

エネルギー

グリコーゲン

トリアシルグリセロール

　血糖値が上昇しインスリンが分泌され、インスリン受容体がインスリンの情報を伝えることで、細胞膜に存在するグルコーストランスポーターが活性化されます。細胞膜は脂質でできているため、水溶性のグルコースは細胞膜を通過することができず、グルコーストランスポーターという輸送体を使って細胞内に取り込みます。細胞内では、糖質の代謝経路を経てエネルギーが取り出されます*。インスリンの分泌量が減るとインスリン受容体が反応せずグルコーストランスポーターが活性化しないため、細胞内にグルコースを取り込むことができません。このため、血液中のグルコースが減らないため血糖値が低下せず、細胞内ではエネルギー不足が続くこととなります。

メモ

*肝臓でのグルコース取り込みには、インスリンは必要ではありません。

（2）血糖曲線

　食後の血糖値を経過時間に沿ってグラフに表したものを血糖曲線といいます。健康な人の空腹時の血糖値は、70〜110mg/dLに保たれています。血糖値は、食後30〜60分でピークになります。これは、食事から摂取した糖質が吸収され、門脈経由で肝臓に入り、グルコースとして血液中に放出されたことを示します。その後、インスリンの作用によって血糖値は低下し、食後120〜180分にはほぼ元の空腹時の血糖値に戻ります。これは、血液中に放出されたグルコースが、各組織や臓器に分配され、利用されたことを示しています。

　インスリンの分泌は、肝臓以外の組織へのグルコース取り込みの促進、エネルギー代謝の促進、グリコーゲンの合成促進、トリアシルグリセロールの合成促進といった働きがあります。

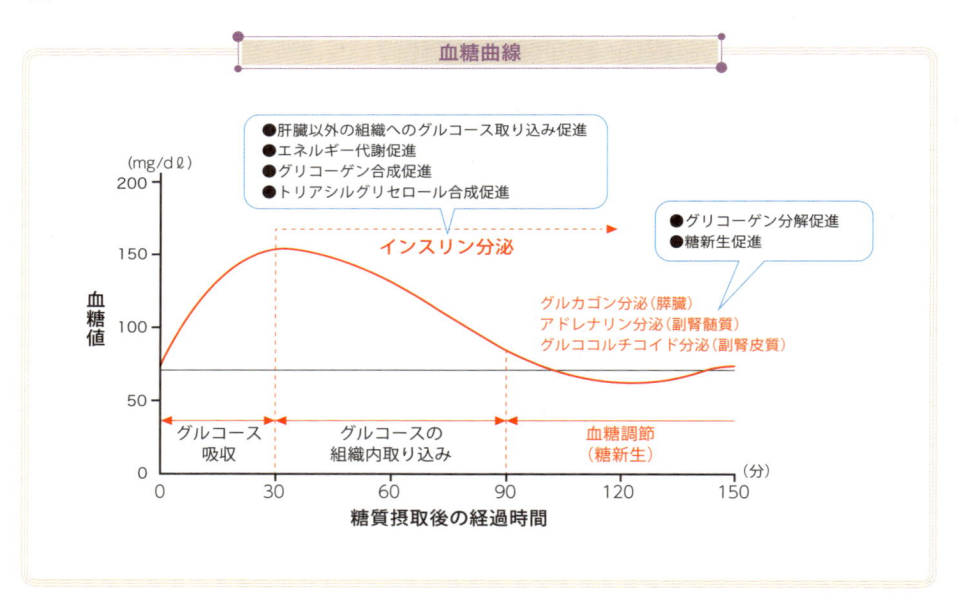

（3）コリ回路

　筋肉を使うことで産生される乳酸は、糖新生の材料として使われますが、筋肉では糖新生が行えないため、乳酸は血液によって肝臓に運ばれ、糖新生を受けます。肝臓に運ばれた乳酸は、糖新生によってグルコースとなり、再び筋肉に運ばれ、エネルギーとして利用されます。このような乳酸とグルコースの筋肉と肝臓間の循環をコリ回路といいます。

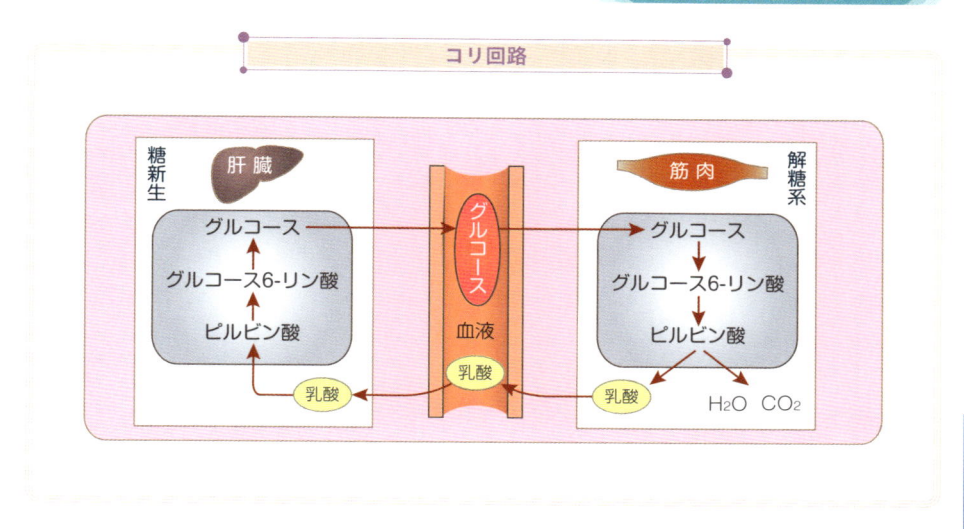

他の栄養素との関係

（1）脂質、糖質間の変換

　糖質は、過剰に摂取すると脂質として体内に貯蔵されます。しかし、脂質を構成する脂肪酸は、β酸化の後、クエン酸回路に入ってエネルギーとして利用されるか、脂肪として体内に貯蔵され、脂質から糖質に変換されることはありません。

（2）ビタミンB_1との関係

　糖質が体内で正常に代謝されるためには、ビタミンB群やエネルギー産生に関与する補酵素などが必要です。特にビタミンB_1は、糖質がエネルギーになる際に働く酵素の補酵素として不可欠です。そのため、糖質をたくさん摂取するとビタミンB_1の必要量も増加します。ビタミンB_1が不足すると糖質代謝が正常に行われなくなります。

（3）糖質のたんぱく質節約作用

　エネルギー源として利用できる栄養素は、糖質、脂質、たんぱく質です。このうち、たんぱく質は、エネルギーとして利用するよりも、体たんぱく質として利用することが重要です。エネルギー利用分を糖質や脂質で摂取することで、たんぱく質がエネルギーとして利用されることなく、体たんぱく質を供給するのに最小限の摂取量で済むことを糖質のたんぱく質節約作用といいます。

　たとえば、腎臓病の患者では、たんぱく質がエネルギーに変換される際に生じる尿素をできるだけ減らすことが重要で、そのため糖質と脂質を十分摂取し良質のたんぱく質を少量摂取しますが、これは、このたんぱく質節約作用を利用した食事療法です。

糖質の摂取量

　近年の日本人のエネルギー摂取量に対する糖質のエネルギー比率は、約60%です。糖質は1gあたり4kcalのエネルギーを産生します。日本人の食事摂取基準2020年版では、目標量として50〜65%エネルギーを摂取基準としています。例えば、1日に2,000kcal必要な人であれば、その50〜65%、すなわち1,000kcalから1,300kcalを炭水化物で摂取することを示しています。これは、ごはんやパン、麺類や砂糖、野菜などに含まれる炭水化物のエネルギー割合を意味します。ごはんに換算すると、ごはん1杯（150g）は252kcalですから、ごはん約4〜5杯に相当します。

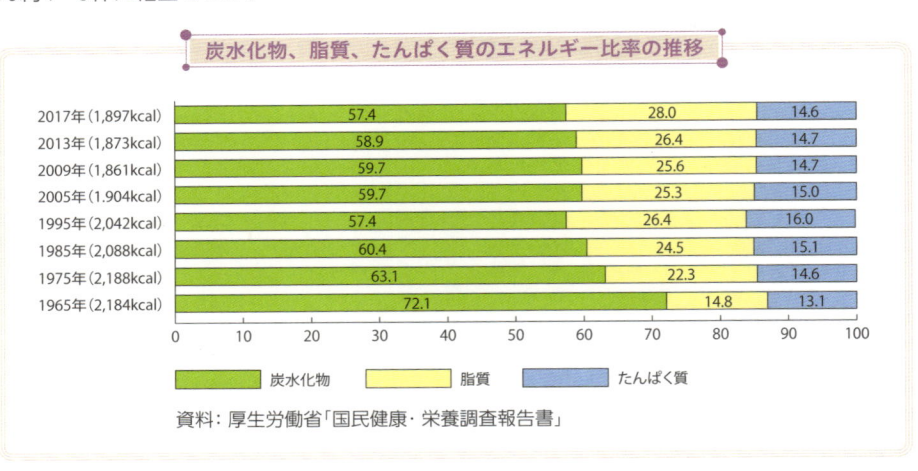

炭水化物、脂質、たんぱく質のエネルギー比率の推移

年	炭水化物	脂質	たんぱく質
2017年（1,897kcal）	57.4	28.0	14.6
2013年（1,873kcal）	58.9	26.4	14.7
2009年（1,861kcal）	59.7	25.6	14.7
2005年（1,904kcal）	59.7	25.3	15.0
1995年（2,042kcal）	57.4	26.4	16.0
1985年（2,088kcal）	60.4	24.5	15.1
1975年（2,188kcal）	63.1	22.3	14.6
1965年（2,184kcal）	72.1	14.8	13.1

資料：厚生労働省「国民健康・栄養調査報告書」

炭水化物の食事摂取基準（%エネルギー）

年齢（歳）	目標量（%エネルギー）
1〜2	
3〜5	
6〜7	
8〜9	
10〜11	
12〜14	
15〜17	50〜65
18〜29	
30〜49	
50〜64	
65〜74	
75〜	

資料：「日本人の食事摂取基準」2020年版

Ⅱ　食物繊維

食物繊維の種類

　食物繊維は、「ヒトの消化酵素で消化されない食物中の難消化性成分」と定義されています。食物繊維は、動物性食品にも含まれますが、通常はほとんどが植物性由来の糖質の一種、難消化性多糖類です。食物繊維には様々な種類があり、その種類によって働きも多様ですが、水に溶けにくい不溶性と溶けやすい水溶性に大別することができます。不溶性食物繊維は、腸を刺激して蠕動運動を盛んにし、便の量を増やし排泄を促します。水溶性食物繊維は、水分を吸収して膨張することで胃での滞留時間が長くなる他、小腸において糖と消化酵素が接しにくくなり、糖の吸収が緩やかになります。同様の理由でコレステロールの吸収を妨げます。

食物繊維の種類

	名称	主な含有食品
不溶性	セルロース	大豆、ごぼうなど
	ヘミセルロース	小麦、ふすま、大豆など
	リグニン	小麦、穀類など
	キチン	きのこ類など
水溶性	ペクチン	果実類、イモ類など
	ガム質	大豆、大麦など
	グルコマンナン	コンニャクいも

食物繊維の働き

　食物繊維は、消化されずに大腸に到達します。水を吸収すると体積が増加し、粘度の高いゲル状になるため食物のかさを増して糞便の水分量を適度に維持します。こうした作用から以下のような働きをします。

食物繊維の働きとしくみ

働き	しくみ
血糖値の低下	高い粘性が糖の消化・吸収を遅らせるため、血糖値を改善します。
コレステロール値の低下	高い粘性が胆汁酸を吸着して糞便として排泄を促します。胆汁酸が排泄されると肝臓でコレステロールから胆汁酸への変換が促進するため、コレステロール値を低下させます。
腸内環境を整える	食物繊維は、腸の蠕動運動を促すため、糞便の腸内停滞を防ぎ、有害物質の生成を抑制します。また、腸内細菌によって発酵する食物繊維は、腸内を酸性に保ち酸性環境に強いビフィズス菌や乳酸菌などの有用菌を増加させます。
食べ過ぎの防止	水分を吸収することで食物のかさが増えるため、胃で膨張し食べ過ぎを防ぐことができます。

食物繊維の摂取量

「日本人の食事摂取基準」2020年版では、1日あたりの目標量として15〜64歳の女性の場合18g以上、18〜64歳の男性の場合21g以上としています。「**健康日本21（第二次）**」では、野菜を1日に350g以上食べることが推奨されており、野菜350〜400gで食物繊維は約18gとることができます。

食物繊維の食事摂取基準（g/日）

年齢（歳）	目標量（g/日）	
	男性	女性
1〜2	−	−
3〜5	8以上	8以上
6〜7	10以上	10以上
8〜9	11以上	11以上
10〜11	13以上	13以上
12〜14	17以上	17以上
15〜17	19以上	18以上
18〜29	21以上	18以上
30〜49	21以上	18以上
50〜64	21以上	18以上
65〜74	20以上	17以上
75〜	20以上	17以上

資料：「日本人の食事摂取基準」2020年版

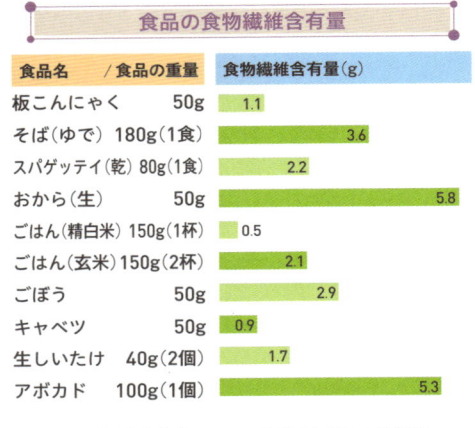

食品の食物繊維含有量

食品名 ／食品の重量	食物繊維含有量（g）
板こんにゃく 50g	1.1
そば（ゆで） 180g（1食）	3.6
スパゲッティ（乾）80g（1食）	2.2
おから（生） 50g	5.8
ごはん（精白米）150g（1杯）	0.5
ごはん（玄米）150g（2杯）	2.1
ごぼう 50g	2.9
キャベツ 50g	0.9
生しいたけ 40g（2個）	1.7
アボカド 100g（1個）	5.3

「日本食品標準成分表」2015年版（七訂）より算出

? 用語解説　**健康日本21（第二次）**：平成24年7月に厚生労働大臣が告示した平成25年から10年間の計画のこと。

第 **4** 章

脂質の働き

················学習のポイント················

脂質の種類と働き、代謝、摂取量、脂肪酸の種類と代謝などについて学びます。

- ●脂質の種類と働きについて理解する。
- ●脂肪酸の種類と特徴を理解する。
- ●体内での脂質の働きについて理解する。
- ●脂質の代謝について理解する。
- ●コレステロールの合成と調節について理解する。
- ●脂質の摂取量について理解する。
- ●エンコサノイドの特徴と生理作用について理解する。

第4章 脂質の働き

脂質の種類

脂質は、水に溶けず、有機溶媒に溶ける物質の総称です。脂質の種類には、中性脂肪、コレステロール、リン脂質、脂肪酸があります。

（1）中性脂肪

中性脂肪は、グリセロール（アルコールの一種）に脂肪酸が結合したものです。一般には「脂肪」と呼ぶことが多いです。

グリセロールに脂肪酸が3つ結合したものをトリアシルグリセロールといい、食品中の脂肪の大部分を占めます。また、体脂肪を構成している脂質も大部分はトリアシルグリセロールです。トリアシルグリセロールは、貯蔵エネルギー源としての働きを持ち、脂溶性ビタミン類の吸収促進や臓器を保護する働きもあります。

そのほか、脂肪酸が2つ結合したジアシルグリセロール、1つ結合したモノアシルグリセロールがあります。

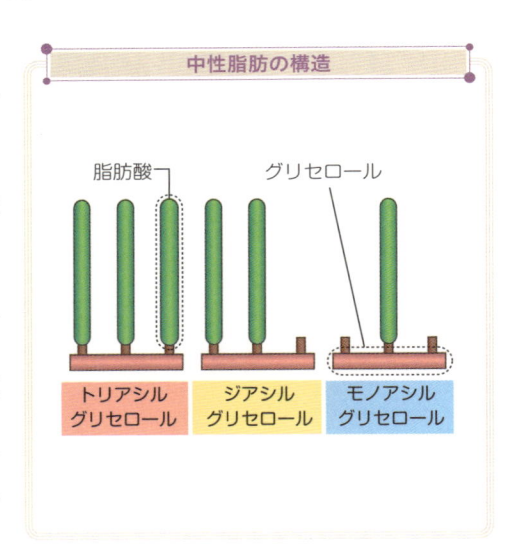

中性脂肪の構造

脂肪酸　　グリセロール

トリアシルグリセロール　ジアシルグリセロール　モノアシルグリセロール

脂質の種類

種類	体内の存在場所	機能・特徴
中性脂肪	脂肪組織、血漿	・体脂肪の構成成分 ・エネルギー源
コレステロール	血漿、脳神経組織、生体膜	・生体膜成分として膜の機能性に関与
リン脂質	血漿、脳神経組織、生体膜	・生体膜の二重構造を形成 ・膜の内外の物質の出入りに関与 ・神経伝達に関与 ・脳神経組織を構成
脂肪酸	血漿	・エネルギー源 ・空腹時に増加

（2）コレステロール

コレステロールは、**ステロイド化合物**のうち、動物に見い出されるものをいいます。生体内に広く分布する脂質で、主に肝臓で生合成されます。コレステロールはエネルギー源にならない脂質であり、ステロイドホルモン（副腎皮質ホルモン、性ホルモン）や胆汁酸に変換されます。また、生体膜の主要な構成成分でもあります。

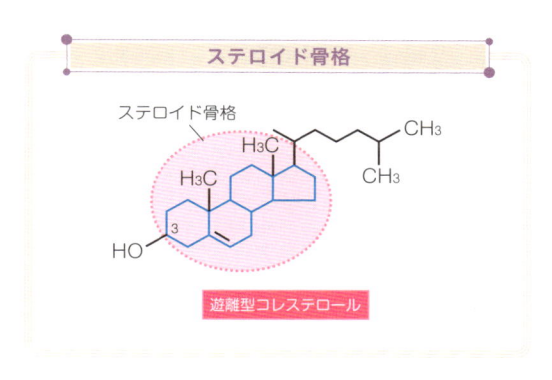

ステロイド骨格

遊離型コレステロール

（3）リン脂質

リン脂質は、リン酸を含む複合脂質です。ヒトの体内では、生体膜や神経組織の構成成分です。リン脂質は、脂質であるため、本来であれば水とはなじまない性質（疎水性）ですが、一部に水となじむ構造を持っていることが特徴です。ヒト血漿中のリン脂質の95％は**レシチン**です。レシチンは、大豆や卵黄などの食品にも含まれます。

（4）脂肪酸

脂肪酸分子は、炭素原子が鎖状に連結し一方の端にカルボキシ基、もう一方にメチル基がついた構造です。生体にとってエネルギー源として重要で、中性脂肪、コレステロール、リン脂質の構成成分であり、血漿中では遊離型のものもあります。脂肪酸は、炭素鎖の長さによって分類される他、炭素間の結合に二重結合を含まない飽和脂肪酸と二重結合を含む不飽和脂肪酸とに分類されます。

③級 第4章 脂質の働き

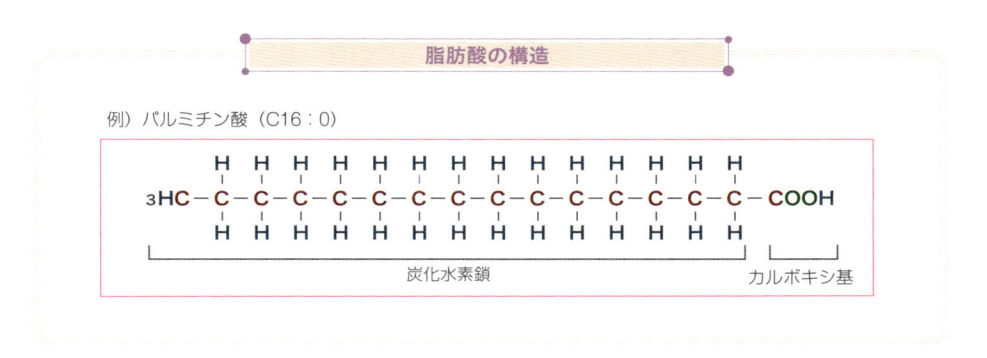

脂肪酸の構造

例）パルミチン酸（C16：0）

炭化水素鎖　カルボキシ基

用語解説

ステロイド化合物：ステロイド骨格を持った化合物。 ステロイド骨格は、炭素6原子から成る環状構造3個と炭素5原子から成る環状構造1個を含む構造をいいます。

血漿：血液から血球を除いた液体成分をいいます。

レシチン：リン酸に塩基コリンがついた親水部を持つグリセロリン脂質。マヨネーズは、卵黄に含まれるレシチンの性質を利用して乳化させています。

カルボキシ基：-COOH のこと。

1）炭素鎖の長さによる分類

炭素数6以下を「短鎖脂肪酸」、炭素数8、10を「中鎖脂肪酸」、炭素数12以上を「長鎖脂肪酸」といいます。天然に存在する脂肪酸のほとんどは、炭素数が偶数個です。

2）不飽和脂肪酸の分類

不飽和脂肪酸は、二重結合の数や位置、型などによって分類されます。

◆ 一価不飽和脂肪酸

不飽和脂肪酸のうち、二重結合を1つだけ含むものをいい、加熱しても酸化しにくいという特徴があります。一価不飽和脂肪酸にはオレイン酸があり、動物・植物界に広く存在します。オレイン酸を多く含む食品にはオリーブオイルがあり、含有率は70%です。

◆ 多価不飽和脂肪酸

不飽和脂肪酸のうち、二重結合を2個以上含むものを多価不飽和脂肪酸といい、酸化しやすい脂肪酸です。植物油や魚油に多く含まれています。

①n-6系（ω6系）

リノール酸やアラキドン酸で、リノール酸はとうもろこし油や大豆油に、アラキドン酸は卵や肉、魚油に含まれます。

②n-3系（ω3系）

α-リノレン酸、EPA（エイコサペンタエン酸）、DHA（ドコサヘキサエン酸）で、α-リノレン酸はしそ油に、EPA、DHAは魚油に含まれます。

多価不飽和脂肪酸の構造

例）リノール酸（C18：2n-6）

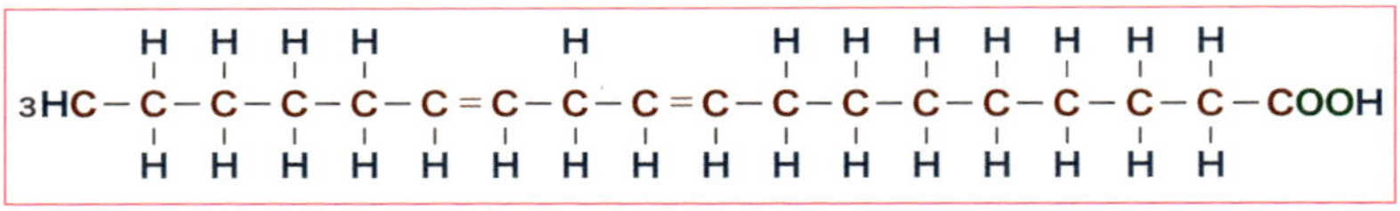

例）α-リノレン酸（C18：3n-3）

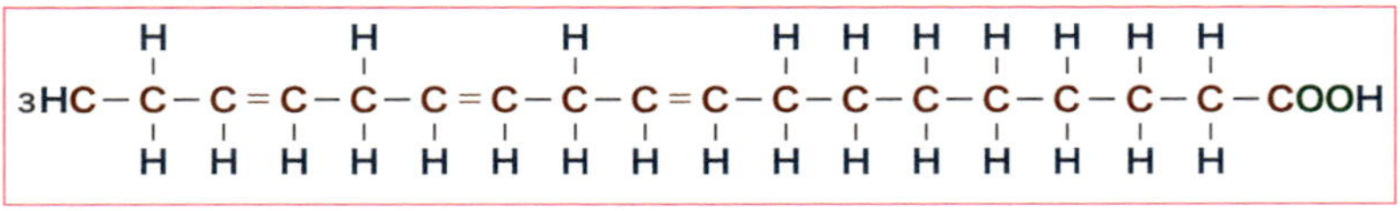

3）飽和脂肪酸

飽和脂肪酸は、二重結合を含まないため酸化しにくい脂肪酸です。中性脂肪やコレステロールの原料となります。肉の脂身や卵、牛乳、乳製品などに含まれます。

脂肪酸の種類（抜粋）

分類		脂肪酸名	炭素数	二重結合数	含有食品
飽和脂肪酸		酪酸	4	なし	乳製品、バター
		ヘキサン酸（カプロン酸）	6		乳製品、バター
		オクタン酸（カプリル酸）	8		乳製品、バター
		デカン酸（カプリン酸）	10		乳製品、バター
		ラウリン酸	12		パーム油
		ミリスチン酸	14		パーム油、ヤシ油
		パルミチン酸	16		肉、魚
		ステアリン酸	18		肉、魚
		アラキジン酸	20		落花生油、綿実油
不飽和脂肪酸	一価	ミリストレイン酸	14	1	牛肉
		パルミトレイン酸	16		肉、魚
		オレイン酸	18		肉、魚、植物油
	多価（n-6系）	リノール酸	18	2	植物油（なたね油など）
		γ-リノレン酸	18	3	母乳
		アラキドン酸	20	4	卵、肉、魚
	多価（n-3系）	α-リノレン酸	18	3	植物油（あまに油など）
		EPA（エイコサペンタエン酸）	20	5	魚
		DHA（ドコサヘキサエン酸）	22	6	魚

融点と炭素数の関係

　脂肪酸は炭素数によって分類され、炭素数が多いほど融点は高くなり、二重結合が増えるほど融点は低下します。そのため炭素数が10以上の飽和脂肪酸は、常温では個体であり、不飽和脂肪酸は液体となります。

脂質の体内での働き

①エネルギー供給源
②脳神経細胞、生体膜の構成因子
③脂溶性ビタミンの吸収促進
④ステロイドホルモンや胆汁酸の生成
⑤生体内調整因子（エイコサノイド）
⑥臓器の保護

体内の脂質のほとんどは、脂肪組織に存在し、一部はリン脂質やコレステロールとして細胞の成分を構成しています。体内に蓄積されるトリアシルグリセロールは、皮下脂肪や内臓脂肪となり外界の衝撃から臓器を保護します。

脂質の代謝

食事で摂取した脂質は、消化されモノアシルグリセロールと脂肪酸として小腸から吸収され、小腸吸収細胞で再びトリアシルグリセロールに合成され、リン脂質やコレステロールとともにリポたんぱく質という形態で血液中を移動します。

（1）リポたんぱく質の種類と働き

トリアシルグリセロールやコレステロールは、血液中では親水性がある部分を持つリポたんぱく質（脂質-たんぱく質複合体）という形態をとります。リポたんぱく質は、脂質が多くたんぱく質が少ないと比重が小さく、サイズが大きくなります。

比重が小さく、サイズが大きいものから順に、カイロミクロン（CM）、超低比重リポたんぱく質（VLDL）、低比重リポたんぱく質（LDL）、高比重リポたんぱく質（HDL）の4つに大別されます。

カイロミクロンは、食物から吸収した中性脂肪をエネルギーを必要とする筋肉などの末梢組織に運び、エネルギーが十分足りている時は、脂肪組織へ運びます。超低比重リポたんぱく質は、肝臓で合成された中性脂肪を末梢組織（筋肉や脂肪組織）に運びます。低比重リポたんぱく質は、コレステロールを肝臓から末梢組織に運びます。高比重リポたんぱく質は、コレステロールを末梢組織から肝臓へ運びます。

（2）食後の脂質代謝

小腸から吸収されたモノアシルグリセロールと脂肪酸は、小腸上皮細胞で再びトリアシルグリセロールに合成され、カイロミクロンを形成します。このカイロミクロンは、リンパ管に入り胸管を経て血液に合流し、脂肪組織や心臓、筋肉等の各組織にトリアシルグリセロールを供給します。トリアシルグリセロールの組織への取り込みを促進するのは、リポたんぱくリパーゼという酵素であり、特に脂肪組織でこの酵素活性が高いことから、トリアシルグリセロールは脂肪組織へ供給されやすくなります。

リポたんぱく質の種類

名称	サイズ (nm)	比重	組成（重量%）				合成場所	主な機能
			たんぱく質	リン脂質	コレステロール	トリアシルグリセロール		
カイロミクロン (CM)	75〜1,200	<0.95	2	7	5	86	小腸	食物から吸収した脂質を、エネルギーを必要とする末梢組織に運ぶ。また、エネルギーが十分な時は、脂肪組織に運ぶ。
超低比重リポたんぱく質 (VLDL)	30〜70	0.95〜1.006	8	18	19	55	肝臓	肝臓で合成された脂質を末梢組織（筋肉や脂肪組織）へ運ぶ。
低比重リポたんぱく質 (LDL)	22	1.019〜1.063	22	22	50	6	血液	コレステロールを肝臓から末梢組織へ運ぶ。
高比重リポたんぱく質 (HDL)	10	1.063〜1.125	40	33	22	5	肝臓	コレステロールを末梢組織から肝臓へ運ぶ。

コレステロールの臓器間輸送

　食事中のコレステロールや肝臓で合成されたコレステロールは、超低比重リポたんぱく質（VLDL）や低比重リポたんぱく質（LDL）によって体内の末梢組織の細胞に運ばれて細胞膜などの原料として使われます。これが過剰になると動脈硬化などの原因となります。

　一方、末梢組織で過剰となったコレステロールは高比重リポたんぱく質（HDL）によって肝臓へ運搬されます。このため、HDLと共に運ばれるコレステロールを善玉コレステロール、LDLなどと共に運ばれるコレステロールを悪玉コレステロールといいます。

3級 第4章 脂質の働き

（3）空腹時の脂質代謝

　空腹時、体脂肪として蓄積されているトリアシルグリセロールは、脂肪酸とグリセロールに分解されます。グリセロールは血中に拡散し、脂肪酸はたんぱく質であるアルブミンと結合して血中を運搬され、エネルギーが必要な組織に取り込まれ、利用されます。

　細胞内に取り込まれた脂肪酸は、ATPのエネルギーを使ってアシルCoAとなり、β酸化で燃焼します。脂肪酸がβ酸化されて生じたアセチルCoAからは、ケトン体が産生されます。ケトン体は血中に放出され、最終的にはエネルギー源として利用されます。また、空腹時には、脳でもケトン体が利用されます

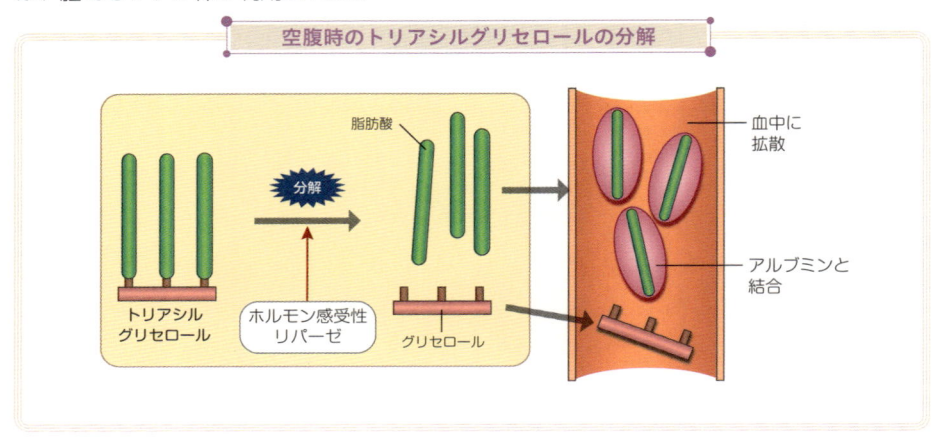

空腹時のトリアシルグリセロールの分解

（4）脂肪酸の酸化とケトン体産生

　脂肪酸は、脳・神経系を構成する細胞及び赤血球を除くすべての細胞のミトコンドリア内でβ酸化を受け、エネルギーとなります。脂肪酸が完全に酸化分解されたときのエネルギーは、9 kcal/gです（糖質とたんぱく質は、いずれも4kcal/g）。

1）β 酸化

　　β酸化とは、細胞内に取り込まれた脂肪酸が最終的にアセチルCoAを産生する代謝経路です。産生されたアセチルCoAは、オキサロ酢酸と反応してクエン酸を生成し、クエン酸回路によって発生した水素が次の代謝経路である電子伝達系に渡され、ATPが産生され、二酸化炭素と水に完全燃焼されます。

(?)
用語解説

アシドーシス：酸血症。吐気、嘔吐などの症状が出ます。体液がpH7.35以下の酸性状態となることいいます。

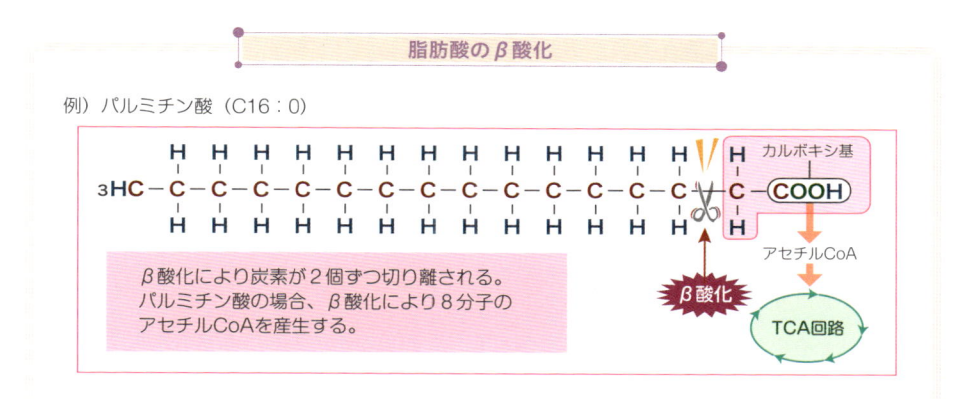

脂肪酸の β 酸化

例）パルミチン酸（C16：0）

β酸化により炭素が2個ずつ切り離される。
パルミチン酸の場合、β酸化により8分子の
アセチルCoAを産生する。

２）ケトン体

　空腹時に脂肪細胞から血中に取り出された遊離脂肪酸は、エネルギーを必要とする細胞に取り込まれてβ酸化を受けます。β酸化が行われると大量のアセチルCoAが生成されますが、クエン酸回路で完全燃焼するためには、オキサロ酢酸が必要です。

　オキサロ酢酸は、糖質から供給されるため、飢餓状態などではオキサロ酢酸が供給されず、アセチルCoAは、クエン酸回路で酸化されずに肝臓でケトン体となります。

　肝臓において活発にβ酸化が行われると、大量にケトン体を産生しますが、肝臓にはケトン体を処理する酵素がないため、ケトン体は血中に大量に放出され、肝臓以外のケトン体を処理する酵素のあるところでエネルギーとして消費されます。

　脳においても空腹時には、ケトン体を取り込んでエネルギーとして利用します。ケトン体産生が過剰になり、血中濃度が上昇すると、血液のpHが酸性に傾いて**アシドーシス**を引き起こします。

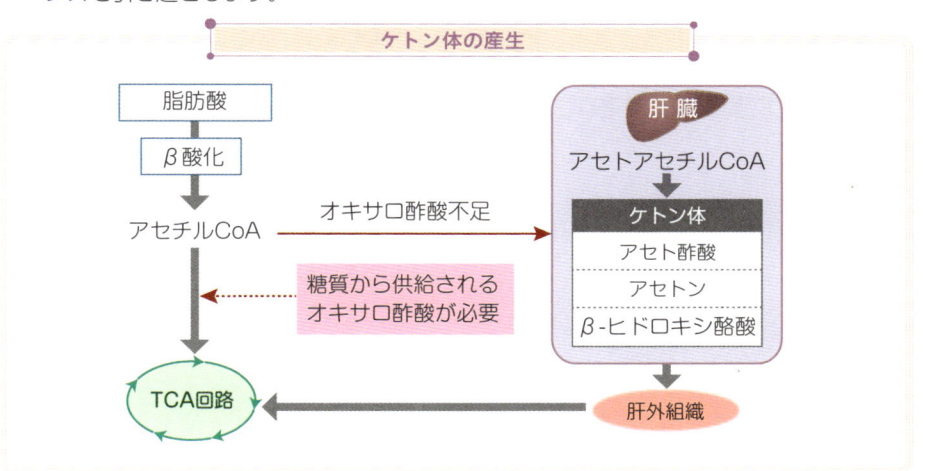

ケトン体の産生

（5）コレステロールの合成と調節

　コレステロールは、主に肝臓と小腸においてアセチルCoAを素材として10段階以上の酵素反応などを経て作られます。食事からのコレステロール摂取量は、1日0.2〜0.5gであり、そのうち40〜60%は、体内に吸収されます。これに対し、体内で合成されるコレステロールは、体重50kgの人で0.6〜0.65gであり、コレステロールの供給は、体内で合成される方が多いです。HMG-CoA還元酵素は、コレステロールの生合成を調節する鍵酵素で、最終生成物であるコレステロール量が細胞中に増えるとHMG-CoA還元酵素は活性が抑制され、コレステロールの合成が低下します。これを、コレステロールのフィードバック調節といいます。

（6）胆汁酸の腸肝循環

　コレステロールは、胆汁酸の生成に利用されます。肝臓で生成された胆汁酸は、胆汁として分泌され、一時貯蔵・濃縮され、十二指腸に分泌されます。胆汁酸の十二指腸への分泌量は、1日20〜30gもあり、小腸の空腸で脂質が吸収された後、胆汁酸のほとんど（約95%）は、回腸で再吸収されます。再吸収された胆汁酸は、再び肝臓に戻り、また十二指腸から分泌されます。こうした胆汁酸の動態を腸肝循環といいます。再吸収されなかった胆汁酸は、便中に排泄されます。

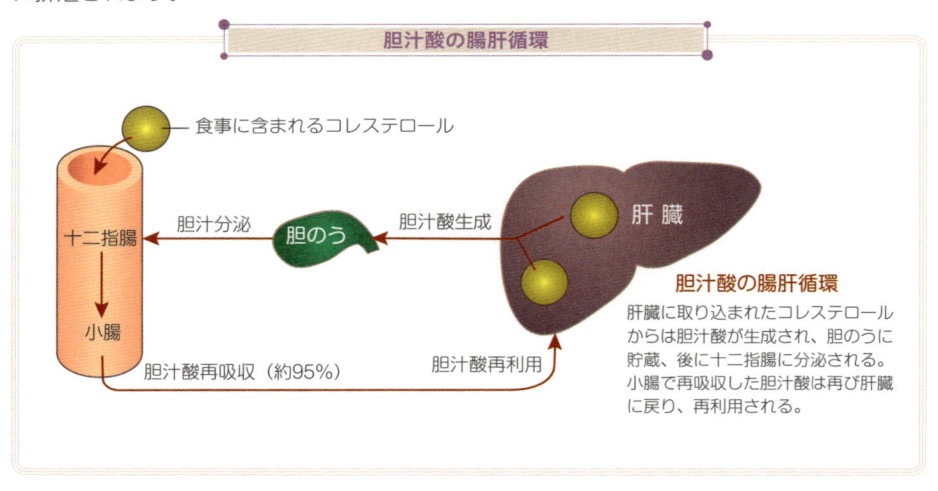

胆汁酸の腸肝循環

食事に含まれるコレステロール

十二指腸 ── 胆汁分泌 ── 胆のう ── 胆汁酸生成 ── 肝 臓

小腸

胆汁酸再吸収（約95%）　　胆汁酸再利用

胆汁酸の腸肝循環
肝臓に取り込まれたコレステロールからは胆汁酸が生成され、胆のうに貯蔵、後に十二指腸に分泌される。小腸で再吸収した胆汁酸は再び肝臓に戻り、再利用される。

▮▮▮脂質の摂取量と質

（1）脂肪エネルギー比率

　1日に摂取するエネルギーのうち、脂質が占める割合を脂肪エネルギー比率といいます。「日本人の食事摂取基準」2020年版では、適切な脂肪エネルギー比率を20～30％としています。しかし、脂肪エネルギー比率が30％以上の人は成人男性で約20％、女性で約27％ほど存在します。

　高脂肪・低糖質食は、血中LDLコレステロール濃度の上昇、冠動脈疾患リスクの増加などを招きます。一方、低脂肪・高糖質食では食後血糖値が上がり、血中の中性脂肪が増加、血中のHDLコレステロール濃度が低下します。また、極端な低脂肪食は必須脂肪酸であるリノール酸不足の危険もあります。このため、適切な脂質量の食事が重要です。

（2）必須脂肪酸

　脂質を構成する脂肪酸の中には、リノール酸やα-リノレン酸など体内で合成されず食物から摂取しなければならない脂肪酸があり、これらのことを必須脂肪酸といいます。

　植物の細胞内では、オレイン酸からリノール酸やα-リノレン酸が生成できますが、ヒトはこの代謝を行う酵素が欠損しているため、体内でリノール酸とα-リノレン酸を作ることができません。このため、これらは必須脂肪酸として食事から摂取する必要があります。

（3）n-6系脂肪酸とn-3系脂肪酸

　リノール酸（n-6系）とα-リノレン酸（n-3系）の必須脂肪酸は、食品から摂取すると酵素の働きによって、次々と異なった脂肪酸に代謝されます。

　リノール酸は、γ-リノレン酸、ジホモ-γ-リノレン酸を経て、アラキドン酸を生成します。また、α-リノレン酸は、エイコサペンタエン酸（EPA）やドコサヘキサエン酸（DHA）などに代謝されます。アラキドン酸、EPA、DHAはリン脂質に取り込まれ、ヒトの細胞を作る成分となります。さらに、ジホモ-γ-リノレン酸、アラキドン酸、EPAは、生体の生理活動に作用をもたらすエイコサノイドと呼ばれる物質に変化し、様々な生体機能に関与します。

　また、魚介類由来であるn-3系のEPAとDHAは、冠動脈疾患に対し強い予防・治療効果があり、脳梗塞、がん、アレルギー、うつなどの予防効果も期待されています。このため、これらの脂肪酸を摂取することは、ますます重要視されています。

3級 第4章 脂質の働き

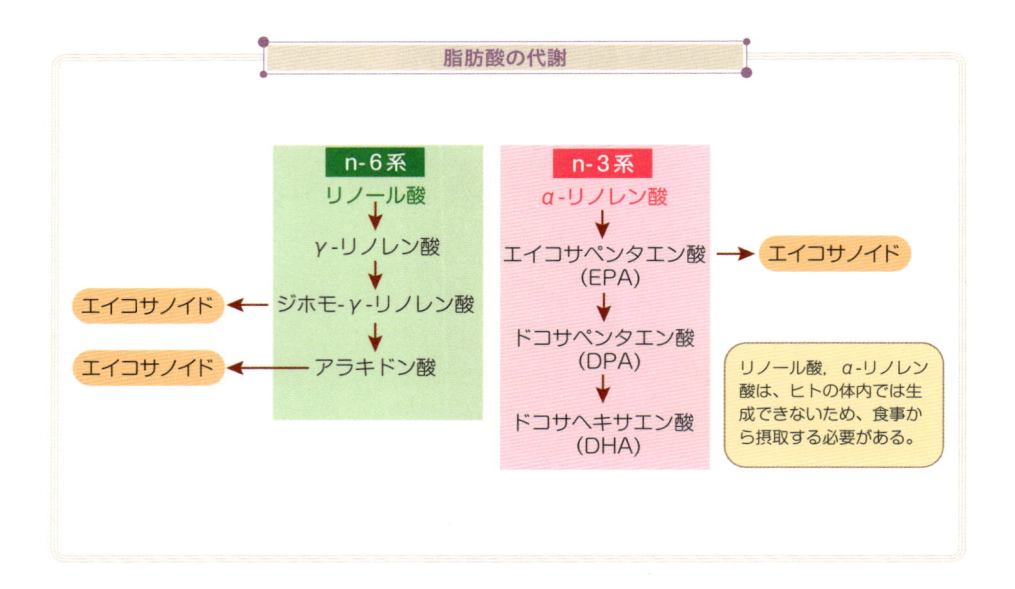

脂肪酸の代謝

n-6系
リノール酸
↓
γ-リノレン酸
↓
ジホモ-γ-リノレン酸 → エイコサノイド
↓
アラキドン酸 → エイコサノイド

n-3系
α-リノレン酸
↓
エイコサペンタエン酸
（EPA） → エイコサノイド
↓
ドコサペンタエン酸
（DPA）
↓
ドコサヘキサエン酸
（DHA）

リノール酸，α-リノレン酸は、ヒトの体内では生成できないため、食事から摂取する必要がある。

食品の飽和脂肪酸含有量

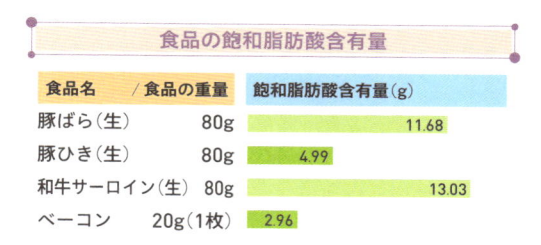

食品名 / 食品の重量	飽和脂肪酸含有量(g)
豚ばら(生) 80g	11.68
豚ひき(生) 80g	4.99
和牛サーロイン(生) 80g	13.03
ベーコン 20g(1枚)	2.96

食品のn-6系、n-3系脂肪酸含有量

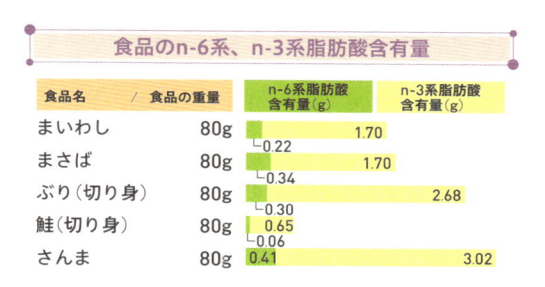

食品名 / 食品の重量	n-6系脂肪酸含有量(g)	n-3系脂肪酸含有量(g)
まいわし 80g	0.22	1.70
まさば 80g	0.34	1.70
ぶり(切り身) 80g	0.30	2.68
鮭(切り身) 80g	0.65 / 0.06	
さんま 80g	0.41	3.02

油大さじ1(12g)の脂肪酸含有量

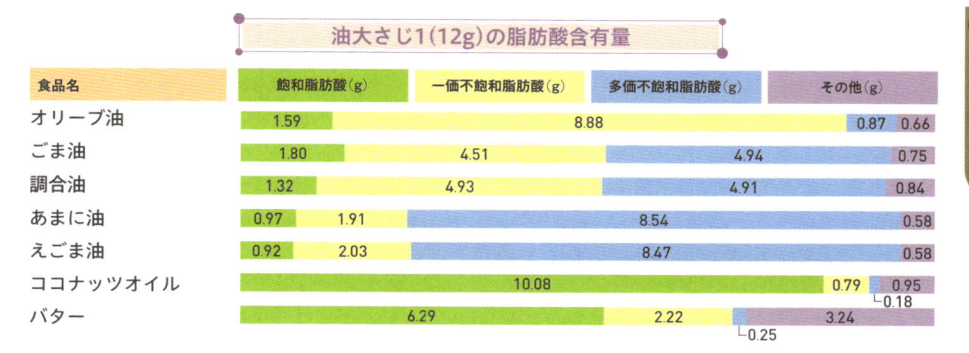

食品名	飽和脂肪酸(g)	一価不飽和脂肪酸(g)	多価不飽和脂肪酸(g)	その他(g)
オリーブ油	1.59	8.88	0.87	0.66
ごま油	1.80	4.51	4.94	0.75
調合油	1.32	4.93	4.91	0.84
あまに油	0.97	1.91	8.54	0.58
えごま油	0.92	2.03	8.47	0.58
ココナッツオイル	10.08		0.79 / 0.95	
バター	6.29	2.22	0.25	3.24 / 0.18

「日本食品標準成分表」2015年版(七訂)より算出

3級 第4章 脂質の働き

（4）エイコサノイド

　アラキドン酸やエイコサペンタエン酸（EPA）などの不飽和脂肪酸から、酵素の作用によって作られる生理活性物質をエイコサノイドといいます。n-6系のアラキドン酸からつくられるエイコサノイドは、生体の炎症反応に関与しています。n-3系のEPAからつくられるエイコサノイドは、抗炎症作用、血管保護作用、炎症性サイトカイン生成の抑制作用などがあります。

主なエイコサノイドの特徴と生理作用

基質となる脂肪酸	エイコサノイド名	産生場所	生理作用
アラキドン酸 （n-6系）	プロスタサイクリン	血管壁	・血小板凝集抑制 ・血管拡張作用
	トロンボキサン	血小板	・血小板凝集亢進 ・血管収縮作用 ・気管支収縮作用
	ロイコトリエン	白血球	・白血球活性化 ・炎症促進
エイコサペンタエン酸 （n-3系）	プロスタサイクリン	血管壁	・血小板凝集抑制 ・血管拡張作用
	トロンボキサン	血小板	基質となる脂肪酸がアラキドン酸の場合のトロンボキサンより作用が弱い
	ロイコトリエン	白血球	基質となる脂肪酸がアラキドン酸の場合のロイコトリエンより作用が弱い

脂質と飽和脂肪酸の食事摂取基準

年齢（歳）	脂質目標量（g）	飽和脂肪酸目標量（％エネルギー）
1〜2		－
3〜5		10以下
6〜7		10以下
8〜9		10以下
10〜11		10以下
12〜14		10以下
15〜17	20〜30	8以下
18〜29		7以下
30〜49		7以下
50〜64		7以下
65〜74		7以下
75〜		7以下
65〜74		17以上

資料：「日本人の食事摂取基準」2020年版

n-3系とn-6系脂肪酸の食事摂取基準

年齢（歳）	n-6系（目安量(g/日)）		n-3系（目安量(g/日)）	
	男性	女性	男性	女性
1〜2	4	4	0.7	0.8
3〜5	6	6	1.1	1.0
6〜7	8	7	1.5	1.3
8〜9	8	7	1.5	1.3
10〜11	10	8	1.6	1.6
12〜14	11	9	1.9	1.6
15〜17	13	9	2.1	1.6
18〜29	11	8	2.0	1.6
30〜49	10	8	2.0	1.6
50〜64	10	8	2.2	1.9
65〜74	9	8	2.2	2.0
75〜	8	7	2.1	1.8

資料：「日本人の食事摂取基準」2020年版

3級

第 **5** 章

ビタミン

日本人の食事摂取基準に記載のある13種類のビタミンについて、その特徴と欠乏と過剰摂取、また日本人の食事摂取基準における摂取量、含まれる食品について学びます。

- ビタミンAの働きと主に含まれる食品、欠乏と過剰摂取ついて理解する。
- カロテノイドの種類と特徴、主に含まれる食品、プロビタミンAとしての作用について理解する。
- ビタミンDの特徴と主な働き、欠乏と過剰症、摂取量、含まれる食品について理解する。
- ビタミンEの特徴と主な働き、欠乏と過剰症、摂取量、含まれる食品について理解する。
- ビタミンKの特徴と主な働き、欠乏と過剰症、摂取量、含まれる食品について理解する。
- ビタミンB_1の特徴と主な働き、欠乏と過剰症、摂取量、含まれる食品について理解する。
- ビタミンB_2の特徴と主な働き、欠乏と過剰症、摂取量、含まれる食品について理解する。
- ビタミンB_6の特徴と主な働き、欠乏と過剰症、摂取量、含まれる食品について理解する。
- ビタミンB_{12}の特徴と主な働き、欠乏と過剰症、摂取量、含まれる食品について理解する。
- ナイアシンの特徴と主な働き、欠乏と過剰症、摂取量、含まれる食品について理解する。
- パントテン酸の特徴と主な働き、欠乏と過剰症、摂取量、含まれる食品について理解する。
- 葉酸の特徴と主な働き、欠乏と過剰症、摂取量、含まれる食品について理解する。
- ビオチンの特徴と主な働き、欠乏と過剰症、摂取量、含まれる食品について理解する。
- ビタミンCの特徴と主な働き、欠乏と過剰症、摂取量、含まれる食品について理解する。
- ビタミンの機能と他の栄養との関係を理解する。

第5章 ビタミン

ビタミンとは、低分子の有機化合物であり、微量で体内の生理機能の維持や、エネルギーや体組織を作るための代謝を円滑に進める役割を持っています。

一般的には、ビタミンは体内で合成できないとされていますが、一部は腸内細菌によって合成されるものなどがあります。しかし、体内代謝には不十分なため、食物から摂取する必要があります。

Ⅰ　脂溶性 ビタミン

ビタミンA

ビタミンAは、構造の違いにより、レチノール（アルコール型）、レチナール（アルデヒド型）、レチノイン酸（カルボン酸型）に分類され、これらを総称してレチノイドといいます。レチノールは、体内に取り込まれると類似化合物であるレチナール、レチノイン酸へと代謝されます。レチナールは、目の網膜にある紫紅色の感光物質ロドプシン（視紅）の成分として必須のものです。レチノイン酸は、細胞の核内に存在するたんぱく質に結合し、遺伝子発現を調節し細胞分化を正常に保つ働きがあります。また、皮膚や粘膜に存在する糖たんぱく質の合成にも必要です。ビタミンAは、主に乳製品、卵、魚介類、肉類などの動物性食品に含まれているものと、緑黄色野菜や果物などに含まれているものがあり、植物性食品に含まれているものをカロテノイドといいます。 ビタミンAは脂溶性ビタミンのため、油と一緒に摂取することで効率よく吸収されます。

【ビタミンAの働き】
- 目の健康を維持する
- 皮膚・粘膜の健康を維持する

【欠乏と過剰摂取】

ビタミンAが不足すると乳児や幼児の場合、角膜乾燥症が起こり失明することもあります。成長期の子どもは、成長阻害、骨・神経の発達抑制が見られる場合もあります。

成人の場合は、暗いところで視力が低下する夜盲症になります。また、皮膚や粘膜が乾燥する、腫れて厚くなる、角質化するなどの症状が出ます。免疫機能も低下し感染症にかかりやすくなります。

過剰に摂取した場合の顕著な症状は頭痛です。また、脱毛や筋肉痛が起こる他、妊婦が過剰に摂取した場合は、胎児奇形のリスクが高くなるとされています。

ビタミンAの食事摂取基準（μg RAE/日）

年齢（歳）	男性		女性	
	推奨量	耐容上限量	推奨量	耐容上限量
1〜2	400	600	350	600
3〜5	450	700	500	850
6〜7	400	950	400	1,200
8〜9	500	1,200	500	1,500
10〜11	600	1,500	600	1,900
12〜14	800	2,100	700	2,500
15〜17	900	2,500	650	2,800
18〜29	850	2,700	650	2,700
30〜49	900	2,700	700	2,700
50〜64	900	2,700	700	2,700
65〜74	850	2,700	700	2,700
75〜	800	2,700	650	2,700

資料：「日本人の食事摂取基準」2020年版

食品のビタミンA（レチノール活性当量）含有量

食品名	食品の重量	レチノール活性当量（μgRAE）
鶏レバー	50g	7,000
あんこう（きも）	50g	4,150
うなぎの蒲焼き	80g	1,200
ほたるいか（ゆで）	50g	950
ぎんだら（切り身）	80g	1,200
にんじん	50g	345
モロヘイヤ	50g	420
豆苗	50g	170
ほうれん草	50g	175

「日本食品標準成分表」2015 年版（七訂）より算出

レチノールとカロテノイドの体内代謝

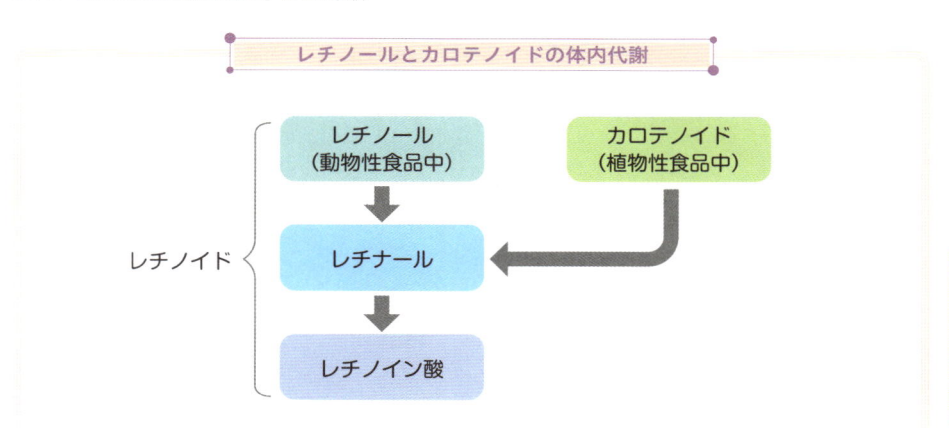

3級 第5章 ビタミン

カロテノイド

　カロテノイドは、緑黄色野菜や果物などの植物性食品に含まれる天然の黄色や赤色の色素の一種です。カロテノイドには、抗酸化作用があるため、生活習慣病の予防に有効であるとされています。酸素や光によって酸化されやすいという性質がありますが、冷凍には安定しています。

プロビタミンAとしての作用

　カロテノイドの中には、体内に取り込まれるとビタミンAの作用を示すものがあります。このようなカロテノイドをプロビタミンAといいます。例えば、β-カロテン、α-カロテン、

γ-カロテン、β-クリプトキサンチンなどです。これらは、レチノールのような過剰摂取による健康障害は知られていません。

また、カロテノイドの中には、ルテイン、リコペンなど、プロビタミンAとしての作用を持っていないものもあります。

これらカロテノイドのビタミンAとしての効力は、吸収率と変換率の両方から算出します。プロビタミンAの吸収率は、ビタミンAの吸収率（70〜90％）より低く、変換率は約2分の1であるため、食品中のビタミンAの効力は、「レチノール活性当量」として表します。

カロテノイドの種類

α-カロテン （カロテン類）
β-カロテンに次いで2番目に多いカロテン。プロビタミンAとしての作用があるが効力は低い。緑黄色野菜に多く含まれている。
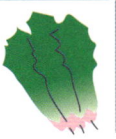

β-カロテン （カロテン類）
プロビタミンAとしての効力が最も高い。カボチャ、ニンジン、ホウレンソウなどの緑黄色野菜に多く含まれている。
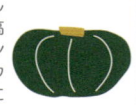

γ-カロテン （カロテン類）
プロビタミンAとしての作用があるが、効力はあまり強くない。ニンジンなどに微量に含まれている。
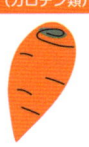

アスタキサンチン （キサントフィル類）
エビやカニなどの甲殻類のほかに、サケ、マスなど赤色の身にも含まれているたんぱく質複合体。
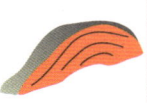

カプサンチン （キサントフィル類）
トウガラシ、赤ピーマンの赤色の主成分である。強い抗酸化作用があり、老化の抑止、動脈硬化の予防に効果があるとされている。
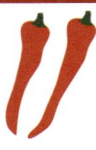

フコキサンチン （キサントフィル類）
ワカメ、コンブなど褐草類にごく微量に含まれている。脂肪の燃焼を促進させる効果があるとされている。
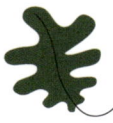

クリプトキサンチン （キサントフィル類）
かんきつ類、トウモロコシ、カボチャ、柿などに含まれている。プロビタミンAとしての作用をもつ。
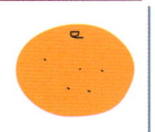

ルテイン （キサントフィル類）
ビタミンAには変換されない。ホレンソウ、ブロッコリー、トウモロコシ、ケール、卵黄などに多く含まれる。
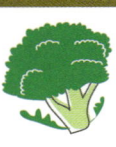

リコペン （カロテン類）
抗酸化作用が強い。ビタミンAとしての作用はない。トマト、ピンクグレープフルーツ、スイカ、柿などに多く含まれる。

ビタミンD（カルシフェロール）

ビタミンDには、キノコ類に含まれるビタミンD₂と魚介類や卵に含まれるビタミンD₃があります。これらは、それぞれに**前駆体**としてプロビタミンDがあり、プロビタミンDに紫外線を照射することにより生成されます。

体内で活性化したビタミンDを活性型ビタミンDといい、血中カルシウム濃度の維持・上昇に関与し、骨の形成と成長を促します。小腸では、カルシウム結合たんぱく質の合成や腸

用語解説
前駆体：一連の化学反応において、ある物質が生成される前の段階にある物質のことをいいます。

管からのカルシウム吸収を促進します。また、腎臓では、尿細管でのカルシウムやリンの再吸収を高めます。

　ビタミンDは熱に対して強く、酸化されにくいという性質があります。このため、加熱調理や酸化による損失が少ないのも特徴です。ヒトは、食品からビタミンDを摂取するほか、日光にあたることにより体内でビタミンDを合成しています。

【ビタミンDの働き】

- カルシウムの吸収を助ける
- 丈夫な骨や歯を形成する
- 血液や筋肉のカルシウム濃度を調整する

　カルシウムは、血液や筋肉に一定の濃度が保たれており、体の様々な機能を調節していますが、ビタミンDは、カルシウムの濃度を保つ働きをしています。

【欠乏と過剰摂取】

　ビタミンDが不足すると、カルシウムを十分摂取していてもカルシウムの吸収・代謝が悪くなるため、骨が変形し曲がってしまう骨軟化症やくる病になることがあります。また、高齢者や閉経後の女性の場合は、骨粗しょう症のリスクとなります。

　ビタミンDを過剰に摂取すると全身の倦怠感、食欲不振、嘔吐などを引き起こします。さらに血管壁や内臓に不必要なカルシウムの沈着が起こり、高カルシウム血症、腎障害等の重篤な臓器障害を引き起こすことがあります。

ビタミンDの食事摂取基準（μg /日）

年齢（歳）	男性		女性	
	目安量	耐容上限量	目安量	耐容上限量
1～2	3.0	20	3.5	20
3～5	3.5	30	4.0	30
6～7	4.5	30	5.0	30
8～9	5.0	40	6.0	40
10～11	6.5	60	8.0	60
12～14	8.0	80	9.5	80
15～17	9.0	90	8.5	90
18～29	8.5	100	8.5	100
30～49	8.5	100	8.5	100
50～64	8.5	100	8.5	100
65～74	8.5	100	8.5	100
75～	8.5	100	8.5	100

資料：「日本人の食事摂取基準」2020年版

食品のビタミンD含有量

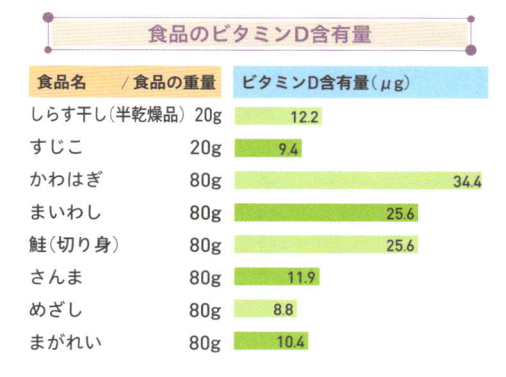

食品名 ／食品の重量		ビタミンD含有量（μg）
しらす干し（半乾燥品）	20g	12.2
すじこ	20g	9.4
かわはぎ	80g	34.4
まいわし	80g	25.6
鮭（切り身）	80g	25.6
さんま	80g	11.9
めざし	80g	8.8
まがれい	80g	10.4

「日本食品標準成分表」2015 年版（七訂）より算出

3級 第5章 ビタミン

ビタミンE

　ビタミンEには、トコフェロールとトコトリエノールの2種類があり、それぞれにα、β、γ、δの計8種類の同族体があります。このうち、各組織に取り込まれて利用されるのは、α-トコフェノールであるため、食事摂取基準ではα-トコフェノールを指標としています。

　ビタミンEには、強力な抗酸化作用があります。このため、脂質で構成されている細胞膜などが、活性酸素や**フリーラジカル**により酸化されるのを食い止める働きをします。酸化を阻止すると、ビタミンEは酸化型ビタミンEとなり抗酸化力を失いますが、ビタミンCの作用によって再生され、抗酸化力を取り戻します。このため、ビタミンEとビタミンCは一緒に摂取すると効果的です。ビタミンEは、血液中の脂質の過酸化を防ぐことによる動脈硬化予防のほか、生体膜を安定化することによる制がん作用があります。また、性ホルモンの生成や分泌に関与し、生殖機能の維持に働いています。ビタミンEは、大豆油などの植物油、バターや卵黄に多く含まれています。体内では、主に細胞膜に存在し、副腎、肝臓、心筋、睾丸、子宮などの組織に蓄えられています。

【ビタミンEの働き】
- 不飽和脂肪酸などの酸化を防ぐ（抗酸化作用による動脈硬化予防）
- 生殖機能を維持する

【欠乏と過剰摂取】

　ビタミンEが不足すると、動脈硬化など多くの生活習慣病や、老化のリスクを高めます。動物ではビタミンEの欠乏により不妊や筋肉の委縮が報告されていますが、ヒトではほとんど認められていません。ビタミンEの過剰摂取は、出血の危険性が高まるとされています。

ビタミンEの食事摂取基準（mg/日）

年齢（歳）	男性		女性	
	目安量	耐容上限量	目安量	耐容上限量
1～2	3.0	150	3.0	150
3～5	4.0	200	4.0	200
6～7	5.0	300	5.0	300
8～9	5.0	350	5.0	350
10～11	5.5	450	5.5	450
12～14	6.5	650	6.0	600
15～17	7.0	750	5.5	650
18～29	6.0	850	5.0	650
30～49	6.0	900	5.5	700
50～64	7.0	850	6.0	700
65～74	7.0	850	6.5	650
75～	6.5	750	6.5	650

資料：「日本人の食事摂取基準」2020年版

食品のビタミンE（α-トコフェロール）含有量

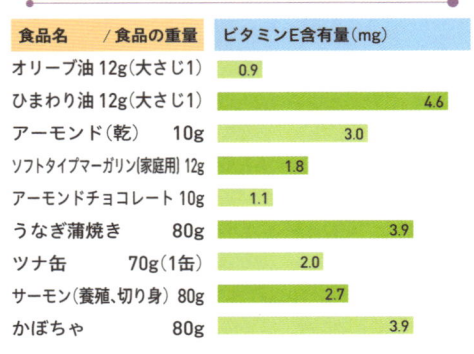

食品名 ／食品の重量	ビタミンE含有量（mg）
オリーブ油 12g（大さじ1）	0.9
ひまわり油 12g（大さじ1）	4.6
アーモンド（乾） 10g	3.0
ソフトタイプマーガリン[家庭用] 12g	1.8
アーモンドチョコレート 10g	1.1
うなぎ蒲焼き 80g	3.9
ツナ缶 70g（1缶）	2.0
サーモン（養殖、切り身） 80g	2.7
かぼちゃ 80g	3.9

「日本食品標準成分表」2015年版（七訂）より算出

ビタミンK

天然にみられるビタミンKには、ビタミンK₁（フィロキノン）とビタミンK₂（メナキノン）があります 。ビタミンK₁は、植物の葉緑体でつくられ、緑黄色野菜、植物油、豆類、海藻類に多く含まれます。ビタミンK₂は、微生物の発酵によってつくられ動物性食品や納豆に多く含まれます。また、大腸の腸内細菌によっても、つくられています。ビタミンKは、血液の凝固をバランスよく保つのに不可欠な栄養素です。また、ビタミンDと共に骨の健康に不可欠なビタミンで、カルシウムを骨に取り込むのを助けます。

【ビタミンKの働き】

- 血液凝固に働く
- 骨の形成を助ける

【欠乏と過剰摂取】

ビタミンKは、腸内細菌からも作られるため、成人では欠乏症が起こることはほとんどありません。ビタミンKの過剰症は、新生児では、溶血性貧血や核黄疸、成人では呼吸困難や貧血が生じる場合もあるとされています。血液抗凝固剤のワルファリンを服用している場合は、ワルファリンの作用をビタミンKが減弱してしまうため 、納豆やクロレラなどビタミンKを多く含む食品の摂取を避けるように医師から指示される場合があります。

ビタミンKの食事摂取基準（μg/日）

年齢（歳）	男性 目安量	女性 目安量
1〜2	50	60
3〜5	60	70
6〜7	80	90
8〜9	90	110
10〜11	110	140
12〜14	140	170
15〜17	160	150
18〜29	150	150
30〜49	150	150
50〜64	150	150
65〜74	150	150
75〜	150	150

資料：「日本人の食事摂取基準」2020年版

食品のビタミンK含有量

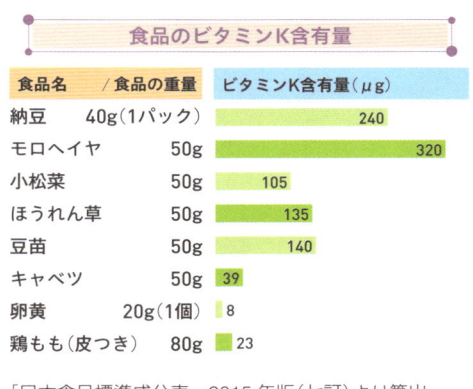

食品名	／食品の重量	ビタミンK含有量（μg）
納豆	40g（1パック）	240
モロヘイヤ	50g	320
小松菜	50g	105
ほうれん草	50g	135
豆苗	50g	140
キャベツ	50g	39
卵黄	20g（1個）	8
鶏もも（皮つき）	80g	23

「日本食品標準成分表」2015年版（七訂）より算出

3級 第5章 ビタミン

用語解説　**フリーラジカル**：他の分子から電子を奪い取る力が強まっている原子や分子のこと。イオンよりも活性度が高いため、分子を引き離すなどして細胞を完全に破壊してしまうことがあります。

ビタミンB₁（チアミン）

　ビタミンB₁は、化学名をチアミンといい、20世紀初頭に**脚気**を防ぐ成分として発見されました。ビタミンB₁は、食事として体内に取り込まれた後、その大部分はチアミンピロリン酸（TPP）となり、補酵素として糖代謝や分岐鎖アミノ酸（BCAA）の代謝に作用します。そのほか、中枢神経や末梢神経の機能を正常に保つ働きも持っています。

　ビタミンB₁は、米ぬか、小麦胚芽、豚肉、ごま、大豆に多く含まれます。糖質の代謝に不可欠なビタミンで、日本人には不足しやすい栄養素です。でんぷんなどの糖質は、グルコースに分解され、さらにグルコースは酵素の働きで分解されエネルギーとして利用されます。この酵素が働く時に必要な補酵素がビタミンB₁です。にんにくと一緒に摂取すると腸からの吸収がよく、血中のビタミンB₁濃度も長時間維持されやすいという特徴があります。

【ビタミンB₁の働き】

- 補酵素として糖質がエネルギーとして利用される時に働く
- 神経機能を維持する

【欠乏と過剰摂取】

　ビタミンB₁が不足すると糖質を摂取してもエネルギーに変えることができず、乳酸などの疲労物質がたまり、疲れやすくなります。また、慢性的に不足すると脚気やウェルニッケ・コルサコフ症候群が引き起こされます。

　ビタミンB₁は過剰に摂取しても排出されますが、毎日とりすぎると頭痛、不眠、皮膚炎などの症状が引き起こされるという報告があります。

ビタミンB₁の食事摂取基準（mg/日）

年齢（歳）	男性 推奨量	女性 推奨量
1〜2	0.5	0.5
3〜5	0.7	0.7
6〜7	0.8	0.8
8〜9	1.0	0.9
10〜11	1.2	1.1
12〜14	1.4	1.3
15〜17	1.5	1.2
18〜29	1.4	1.1
30〜49	1.4	1.1
50〜64	1.3	1.1
65〜74	1.3	1.1
75〜	1.2	0.9

資料：「日本人の食事摂取基準」2020年版

食品のビタミンB₁含有量

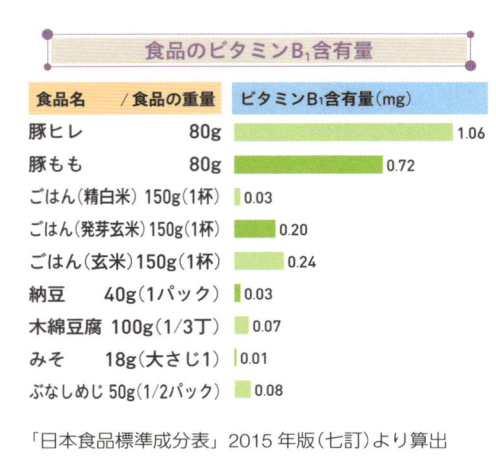

食品名 / 食品の重量	ビタミンB₁含有量（mg）
豚ヒレ　80g	1.06
豚もも　80g	0.72
ごはん（精白米）150g（1杯）	0.03
ごはん（発芽玄米）150g（1杯）	0.20
ごはん（玄米）150g（1杯）	0.24
納豆　40g（1パック）	0.03
木綿豆腐　100g（1/3丁）	0.07
みそ　18g（大さじ1）	0.01
ぶなしめじ　50g（1/2パック）	0.08

「日本食品標準成分表」2015年版（七訂）より算出

ビタミンB₂（リボフラビン）

ビタミンB₂は、化学名をリボフラビンといい、強い黄色を発する物質です。体内では補酵素として存在し、たんぱく質と結合して生体内のエネルギー代謝で作用します。ビタミンB₂は、糖質、脂質、たんぱく質からのエネルギー産生に関与するとともに、抗酸化作用を助ける働きもあります。ビタミンB₂は牛肉、豚肉、うなぎ、ぶり、卵黄、牛乳・乳製品などの動物性食品に多く含まれます。

【ビタミンB₂の働き】

- 糖質、脂質、たんぱく質の代謝を助ける
- たんぱく質の合成を助け皮膚や粘膜の機能を維持する

【欠乏と過剰摂取】

ビタミンB₂が不足すると、口角炎、口唇炎、舌炎、皮膚炎などになることが知られています。とりすぎても、体内に貯蔵できず排泄されます。

ビタミンB₂の食事摂取基準（mg/日）

年齢（歳）	男性 推奨量	女性 推奨量
1～2	0.6	0.5
3～5	0.8	0.8
6～7	0.9	0.9
8～9	1.1	1.0
10～11	1.4	1.3
12～14	1.6	1.4
15～17	1.7	1.4
18～29	1.6	1.2
30～49	1.6	1.2
50～64	1.5	1.2
65～74	1.5	1.2
75～	1.3	1.0

資料：「日本人の食事摂取基準」2020年版

食品のビタミンB₂含有量

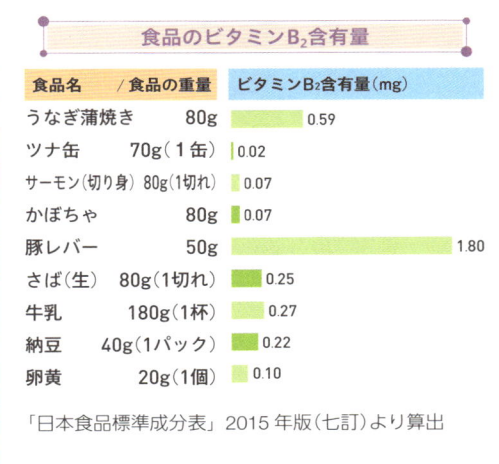

食品名 ／食品の重量	ビタミンB₂含有量（mg）
うなぎ蒲焼き 80g	0.59
ツナ缶 70g（1缶）	0.02
サーモン（切り身）80g（1切れ）	0.07
かぼちゃ 80g	0.07
豚レバー 50g	1.80
さば（生） 80g（1切れ）	0.25
牛乳 180g（1杯）	0.27
納豆 40g（1パック）	0.22
卵黄 20g（1個）	0.10

「日本食品標準成分表」2015年版（七訂）より算出

3級 第5章 ビタミン

重要語句 脚気：脚気は、糖質代謝が正常に機能せず、ピルビン酸がアセチルCoAに変換されないため、ピルビン酸の代謝産物である乳酸が組織に過剰に蓄積されることで発症する病気です。

ビタミンB$_6$

ビタミンB$_6$は、ピリドキシン、ピリドキサール、ピリドキサミンの3つの化合物の総称です。体内では、ピリドキサールリン酸（PLP）という補酵素として存在します。ピリドキサールリン酸は、アミノ酸やたんぱく質の代謝に広く関与しています。このため、たんぱく質を多く摂取するスポーツ選手などは、ビタミンB$_6$も多く必要となります。また、セロトニン、ドーパミン、アドレナリン、ヒスタミンなどの神経伝達物質の合成にも必要となる物質です。

【ビタミンB$_6$の働き】
- たんぱく質の代謝を助ける
- 神経伝達物質の合成に関わる

【欠乏と過剰摂取】

ビタミンB$_6$が欠乏した場合の症状には、食欲不振、皮膚炎、口内炎などがありますが、腸内細菌により合成されるため、欠乏症はあまりみられません。

ビタミンB$_6$の食事摂取基準（mg/日）

年齢（歳）	男性		女性	
	推奨量	耐容上限量	推奨量	耐容上限量
1～2	0.5	10	0.5	10
3～5	0.6	15	0.6	15
6～7	0.8	20	0.7	20
8～9	0.9	25	0.9	25
10～11	1.1	30	1.1	30
12～14	1.4	40	1.3	40
15～17	1.5	50	1.3	45
18～29	1.4	55	1.1	45
30～49	1.4	60	1.1	45
50～64	1.4	55	1.1	45
65～74	1.4	50	1.1	40
75～	1.4	50	1.1	40

資料：「日本人の食事摂取基準」2020年版

食品のビタミンB$_6$含有量

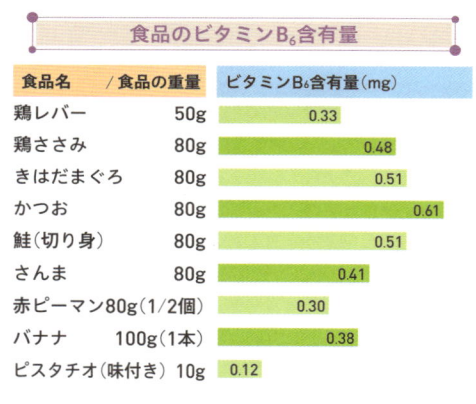

食品名／食品の重量	ビタミンB$_6$含有量（mg）
鶏レバー 50g	0.33
鶏ささみ 80g	0.48
きはだまぐろ 80g	0.51
かつお 80g	0.61
鮭（切り身）80g	0.51
さんま 80g	0.41
赤ピーマン80g（1/2個）	0.30
バナナ 100g（1本）	0.38
ピスタチオ（味付き）10g	0.12

「日本食品標準成分表」2015年版（七訂）より算出

ビタミンB$_{12}$（コバラミン）

　ビタミンB$_{12}$は、コバルトを含む赤色結晶のビタミンで化学名をコバラミンといいます。水溶性で熱に強い性質を持っています。悪性貧血を防ぐ因子として牛の肝臓で発見された物質です。生体内では補酵素として存在し、アミノ酸代謝や脂質代謝に関与しています。また、葉酸とともに赤血球の生成に関与しています。

　食品中のビタミンB$_{12}$は、たんぱく質と結合しており、胃酸などの作用により遊離型となります。その後、主に回腸下部から吸収、肝臓に貯蔵され、腸肝循環によって利用されます。ビタミンB$_{12}$は、牛、豚、鶏のレバー、しじみ、あさり、牡蠣などの動物性食品に含まれ、植物性食品では、あまのりやあおのりなどの海藻に含まれます。

【ビタミンB$_{12}$の働き】
- 血液を作る際に必要であり、正常な赤血球をつくる
- 葉酸の働きを助け、神経細胞の機能を維持する

【欠乏と過剰摂取】

　ビタミンB$_{12}$が欠乏すると悪性貧血や末梢神経障害が起こることが知られています。ビタミンB$_{12}$の吸収には、胃から分泌される内因子（糖たんぱく質）が必要であるため、胃の切除、萎縮性胃炎による吸収低下によって欠乏が生じる場合があります。また、高齢者は加齢による吸収低下によって欠乏する場合があります。

ビタミンB$_{12}$の食事摂取基準（μg/日）

年齢（歳）	男性	女性
		推奨量
1～2		0.9
3～5		1.1
6～7		1.3
8～9		1.6
10～11		1.9
12～14		2.4
15～17		2.4
18～29		2.4
30～49		2.4
50～64		2.4
65～74		2.4
75～		2.4

資料：「日本人の食事摂取基準」2020年版

食品のビタミンB$_{12}$含有量

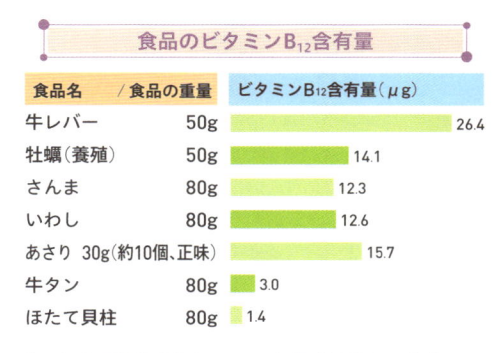

食品名／食品の重量	ビタミンB$_{12}$含有量（μg）
牛レバー　50g	26.4
牡蠣（養殖）　50g	14.1
さんま　80g	12.3
いわし　80g	12.6
あさり 30g（約10個、正味）	15.7
牛タン　80g	3.0
ほたて貝柱　80g	1.4

「日本食品標準成分表」2015年版（七訂）より算出

3級 第5章 ビタミン

ナイアシン

　ナイアシンは、植物性食品ではニコチン酸として、動物性食品ではニコチンアミドとして多く存在し、その総称をいいます。ヒトの体内では、ニコチンアミドとして、特に肝臓に多く存在します。補酵素としてエネルギー代謝に関与し、解糖系、TCA回路などで多くの酵素の働きを助けます。中性、酸性、アルカリ性、酸素、光、熱に対して安定であるため、加熱調理や保存による損失は極めて少ないのが特徴です。

　ナイアシンは、ビタミンB群の一種で魚類、肉類、きのこ類に多く含まれます。ナイアシンは、たんぱく質の一種であるトリプトファン（アミノ酸）から体内で合成することができます。

【ナイアシンの働き】
・糖質や脂質がエネルギーとして利用される時の酵素の働きを助ける

【欠乏と過剰摂取】

　ナイアシンは、体内でたんぱく質から合成できるため、不足することはあまりありませんが、欠乏した場合は、皮膚炎、下痢、精神神経症状を呈するペラグラとなります。食品からの過剰な摂取で健康上の害が現れることはほとんどありませんが、大量に摂取した場合は、嘔吐、下痢、肝機能障害の報告があります。

ナイアシンの食事摂取基準（mgNE/日）

年齢（歳）	男性		女性	
	推奨量	耐容上限量	推奨量	耐容上限量
1～2	6	60(15)	5	60(15)
3～5	8	80(20)	7	80(20)
6～7	9	100(30)	8	100(30)
8～9	11	150(35)	10	150(35)
10～11	13	200(45)	10	150(35)
12～14	15	250(60)	14	250(60)
15～17	17	300(70)	13	250(65)
18～29	15	300(80)	11	250(65)
30～49	15	350(85)	12	250(65)
50～64	14	350(85)	11	250(65)
65～74	14	300(80)	11	250(65)
75～	13	300(75)	10	250(65)

※耐用上限量は、ニコチンアミドの重量。（　）
　内は、ニコチン酸の重量。いずれも(mg/日)
資料：「日本人の食事摂取基準」2020年版

食品のナイアシン（当量）含有量

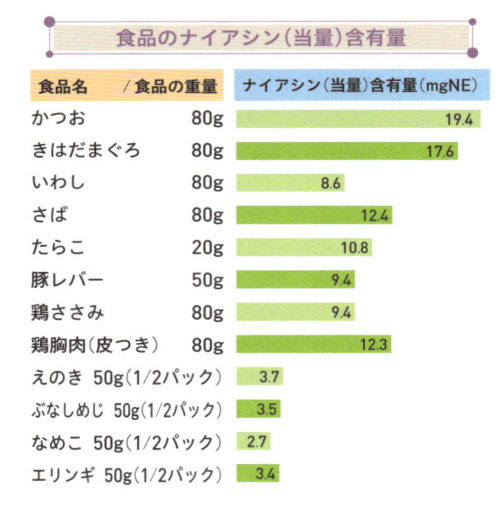

食品名 ／ 食品の重量	ナイアシン（当量）含有量(mgNE)
かつお 80g	19.4
きはだまぐろ 80g	17.6
いわし 80g	8.6
さば 80g	12.4
たらこ 20g	10.8
豚レバー 50g	9.4
鶏ささみ 80g	9.4
鶏胸肉（皮つき） 80g	12.3
えのき 50g(1/2パック)	3.7
ぶなしめじ 50g(1/2パック)	3.5
なめこ 50g(1/2パック)	2.7
エリンギ 50g(1/2パック)	3.4

「日本食品標準成分表」2015年版（七訂）より算出

パントテン酸

パントテン酸の「パントテン」はギリシャ語で「広くどこにでもある」という意味であり、動物性及び植物性食品に補酵素であるコエンザイムA（CoA）の構成成分として広く含まれています。

コエンザイムAは、体内ではアセチルCoAなどとして存在するほか、酵素たんぱく質と結合した状態で存在するものもあります。パントテン酸は、140以上の酵素の補酵素として働き様々な代謝やホルモンの合成に関わっています。特に糖質代謝や脂質代謝に関連する補酵素として重要な働きを担っており、ナイアシンやビタミンB_2とともに働きます。不足するとエネルギー産生が滞り、脂肪が溜まりやすくなるとされています。

そのほか、HDLコレステロールの生成や副腎皮質**ホルモン**の合成に関与しています。

【パントテン酸の働き】

• エネルギーの産生に関与する

【欠乏と過剰摂取】

パントテン酸は、腸内細菌からもわずかに供給され、また様々な食品に含まれることから、通常の食生活では不足することはほとんどありません。極端なダイエットなどで欠乏した場合、免疫力の低下、動脈硬化、成長障害、体重減少、皮膚炎、脱毛などの症状が見られます。

パントテン酸の食事摂取基準（mg/日）

年齢（歳）	男性 目安量	女性 目安量
1〜2	3	4
3〜5	4	4
6〜7	5	5
8〜9	6	5
10〜11	6	6
12〜14	7	6
15〜17	7	6
18〜29	5	5
30〜49	5	5
50〜64	6	5
65〜74	6	5
75〜	6	5

資料：「日本人の食事摂取基準」2020年版

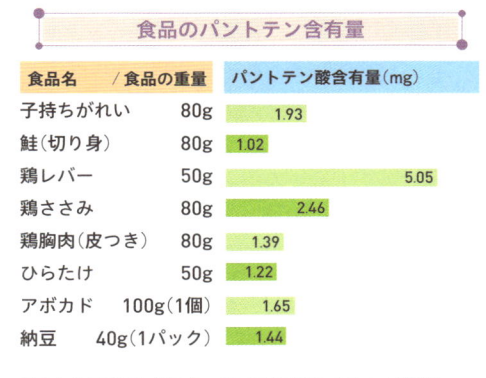

食品のパントテン含有量

食品名 / 食品の重量		パントテン酸含有量（mg）
子持ちがれい	80g	1.93
鮭（切り身）	80g	1.02
鶏レバー	50g	5.05
鶏ささみ	80g	2.46
鶏胸肉（皮つき）	80g	1.39
ひらたけ	50g	1.22
アボカド	100g（1個）	1.65
納豆	40g（1パック）	1.44

「日本食品標準成分表」2015年版（七訂）より算出

3級 第5章 ビタミン

ホルモン：一般に内分泌腺で作られ、組織や臓器の形態や機能に栄養を与える有機化合物のことをいいます。

重要語句

▦ 葉酸

　葉酸は、ビタミンB群の一種で細胞の分裂・増殖・成熟に不可欠な成分です。細胞分裂が活発な粘膜の維持、貧血予防、胎児の神経管閉鎖障害予防の働きがあります。また、必須アミノ酸のメチオニンが、**ホモシステイン**を経てメチオニンに再合成される過程にも必要です。このため、葉酸が不足するとメチオニンの再合成が進まず、ホモシステインが血液中に異常に増え、動脈硬化を促進します。

　食品では、牛、豚、鶏の肝臓やほうれん草、モロヘイヤ、春菊などの緑黄色野菜に豊富に含まれます。光、熱に対して不安定であるため、調理中の損失量が多くなります。葉酸は、**核酸**やアミノ酸の合成に重要な補酵素としての役割を持っています。

【葉酸の働き】
- DNAなどの合成を助ける
- 正常な赤血球の生成を助ける

【欠乏と過剰摂取】

　葉酸が欠乏すると、巨赤芽球性貧血になります。また、血漿ホモシステイン濃度が上昇することにより動脈硬化の危険性が増します。胎児においては、受胎後約28日で閉鎖する神経管閉鎖障害のリスクが上昇することが知られており、無脳症、二分脊椎等の異常を示します。このため、女性においては、妊娠前からの十分な葉酸摂取が重要とされています。

葉酸の食事摂取基準(μg/日)

年齢(歳)	男性		女性	
	推奨量	耐容上限量	推奨量	耐容上限量
1～2	90	200	90	200
3～5	110	300	110	300
6～7	140	400	140	400
8～9	160	500	160	500
10～11	190	700	190	700
12～14	240	900	240	900
15～17	240	900	240	900
18～29	240	900	240	900
30～49	240	1,000	240	1,000
50～64	240	1,000	240	1,000
65～74	240	900	240	900
75～	240	900	240	900

資料:「日本人の食事摂取基準」2020年版

食品の葉酸含有量

食品名	食品の重量	葉酸含有量(μg)
牛レバー	50g	500
菜の花	50g	170
ほうれん草	50g	105
モロヘイヤ	50g	125
ブロッコリー	50g	105
アスパラ	50g	95
納豆	40g(1パック)	48
いちご	80g	72
マンゴー	80g	67

「日本食品標準成分表」2015年版(七訂)より算出

? **用語解説**　**ホモシステイン**:血液中に含まれるアミノ酸のひとつ。必須アミノ酸であるメチオニンの代謝の中間生成物です。
核酸:生体の細胞核中に多く含まれる、塩基、糖、リン酸からなる高分子物質をいいます。

ビオチン

　ビオチンは、ビタミンB群の一種で細胞内ではほとんどがアミノ酸のリシンと結合し、たんぱく質の中に存在しています。腸内細菌によっても合成されています。脂肪酸合成、糖質やアミノ酸の代謝に関与している補酵素の一種です。特に肝臓でグルコースを再合成する糖新生の過程で、ピルビン酸をオキサロ酢酸へ変換する酵素の補酵素として重要な働きをします。糖新生では、運動によって筋肉に生じた乳酸も使われるため、ビオチンが不足すると乳酸の利用が進まず、筋肉痛や疲労感の原因となります。また、細胞分裂にも関与しており皮膚や粘膜の維持にとっても重要です。

　食品では、牛、豚、鶏の肝臓、魚介類、落花生、生の卵白などに多く含まれています。

【ビオチンの働き】
・糖質、たんぱく質、脂質の代謝を助ける

【欠乏と過剰摂取】
　ビオチンは、様々な食品に広く含まれることや、腸内細菌によっても合成されるため、欠乏症はほとんど見られません。ビオチンが欠乏すると、体重減少、皮膚炎、脱毛、食欲不振となることが知られています。

ビオチンの食事摂取基準（μg/日）

年齢（歳）	男性	女性
	目安量	
1〜2	20	
3〜5	20	
6〜7	30	
8〜9	30	
10〜11	40	
12〜14	50	
15〜17	50	
18〜29	50	
30〜49	50	
50〜64	50	
65〜74	50	
75〜	50	

資料：「日本人の食事摂取基準」2020年版

食品のビオチン含有量

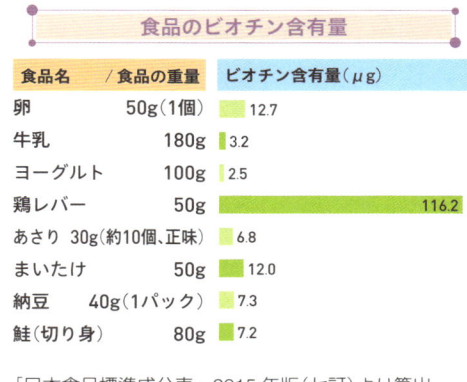

食品名	／食品の重量	ビオチン含有量（μg）
卵	50g（1個）	12.7
牛乳	180g	3.2
ヨーグルト	100g	2.5
鶏レバー	50g	116.2
あさり 30g（約10個、正味）		6.8
まいたけ	50g	12.0
納豆 40g（1パック）		7.3
鮭（切り身）	80g	7.2

「日本食品標準成分表」2015年版（七訂）より算出

3級 第5章 ビタミン

■ ビタミンC

　ビタミンCは、化学名をアスコルビン酸といい、生体内の**酸化還元反応**に広く関与しています。還元型のアスコルビン酸が酸化型のデヒドロアスコルビン酸に変換される際に遊離した水素が他の物質の還元に働くことで抗酸化作用を発揮します。この抗酸化作用により、動脈硬化やがんの予防に重要な働きを担うことになります。

　皮膚や骨などの結合組織を作っているたんぱく質の主成分であるコラーゲンの生成においては、コラーゲン分子の中のアミノ酸の水酸化反応に重要な働きをします。また、副腎ホルモンの合成やチロシンの代謝に必要であり、体内の様々な化学反応に関与しています。

　副腎ホルモンは、ストレスがかかった際の生体防御反応に重要な働きをするため、ストレスを抱えている時には、十分にビタミンCを摂取することが大切です。多くの動物は、体内でビタミンCを合成することができますが、ヒト、サルなど一部の動物は、ビタミンCを体内で合成することができません。このため、必ず食事から摂取する必要があります。

　食品では、主に野菜類、果実類、いも類に含まれます。ビタミンC は水に溶けやすく、熱や光にも弱い性質がありますが、いも類に含まれるビタミンCは加熱に強いという特徴があります。

【ビタミンCの働き】
- 酸化を防いで老化や動脈硬化を予防する
- 副腎ホルモンの合成を助ける
- コラーゲンの生成に必要
- 鉄の吸収を促進させる

【欠乏と過剰摂取 】

　ビタミンCが不足すると、コラーゲンが十分に生成されずに壊血病となり、出血、骨形成不全、成長不全などが現れます。喫煙する人やストレスにさらされている人は、それ以外の人に比べてビタミンCを代謝する量が多いことが知られています。また、受動喫煙の場合に血液中のビタミンC濃度が低くなるという報告があります。当てはまる人は、より多くビタミンCを摂取する必要があります 。

? 用語解説　**酸化還元反応**：2種類の物質の間で電子、酸素原子、水素原子の授受が行われる化学反応。一方の物質が電子などを放出して酸化すると、他方の物質はこれを受け取って還元されます。

ビタミンCの食事摂取基準（mg/日）

年齢（歳）	男性	女性
	推奨量	
1～2	40	
3～5	50	
6～7	60	
8～9	70	
10～11	85	
12～14	100	
15～17	100	
18～29	100	
30～49	100	
50～64	100	
65～74	100	
75～	100	

資料：「日本人の食事摂取基準」2020年版

食品のビタミンC含有量

食品名／食品の重量		ビタミンC含有量（mg）
ブロッコリー	50g	60
赤ピーマン	50g	85
カリフラワー	50g	41
菜の花	50g	65
芽キャベツ	50g	80
ゴーヤ	50g	38
じゃがいも	100g（1個）	35
かき	100g	70
キウイフルーツ	90g（1個）	62
いちご	50g	31

「日本食品標準成分表」2015年版（七訂）より算出

ビタミンの機能と他の栄養素との関係

（1）補酵素

　酵素が働く時に、分子量の少ない化合物が酵素に結合して、化学反応における触媒機能を示すことがあります。この分子量の少ない化合物のうち、結合が弱く遊離するものを補酵素といいます。多くの水溶性ビタミン、特にビタミンB群は補酵素の成分として働いています。

　ビタミンB群の摂取量が不足すると補酵素が供給されないため、補酵素を必要とする酵素の働きが低下し、酵素の働きが低下すると、その酵素が関与する代謝系が進まなくなるため、体内で必要な物質が作れなくなる、不要な物質が過剰にたまる、といった代謝障害が現れます。

（2）抗酸化ビタミン

　体内でのエネルギー産生には酸素が必要で、微量ながら活性酸素を生じます。活性酸素は、生体に強いストレスを与え、動脈硬化やがんなどを引き起こす原因となります。ヒトの体には、酵素によって活性酸素を消去する働きが備わっており、また、食品中の抗酸化物質を摂取することで活性酸素の働きを抑制することができます。抗酸化物質として代表的なものには、ビタミンC、ビタミンE、カロテノイドがあります。

（3）エネルギー代謝とビタミン

　体内でエネルギー源となる栄養素は、糖質、脂質、たんぱく質です。エネルギー代謝は、解糖系、クエン酸回路、電子伝達系があり、こうしたエネルギー産生経路には、さまざまなビタミンが補酵素として関わっています。このため、エネルギー代謝が盛んに行われる時は、ビタミン摂取量も増やさなくてはなりません。

グルコースからエネルギーが産生される糖質代謝では、ビタミンB_1、ビタミンB_2、ナイアシン、パントテン酸などの各ビタミンが補酵素として働きます。また、体脂肪を構成するトリアシルグリセロールがエネルギーとして利用される際には、パントテン酸、ビタミンB_2、ナイアシンが補酵素として働きます。たんぱく質がエネルギーとして利用される場合には、ビタミンB_6が補酵素として働きます。

（4）カルシウム代謝とビタミン

　腸管でのカルシウムの吸収や骨の代謝回転、腎尿細管でのカルシウムやリンの再吸収を促すのは、活性型ビタミンDです。また、骨の構成成分であるコラーゲンの合成にはビタミンC、骨に含まれるたんぱく質の生成にはビタミンKが必要です。

（5）ビタミンに似た物質

　ビタミンは、代謝に必要な低分子の有機化合物です。一方、ビタミンではなく、ビタミンに類似した作用を持つものがあり、これをビタミン様物質といいます。

　ビタミン様物質には、表のようなものがあります。

主なビタミン様物質の種類

名称	働き	主に含まれる食品
コエンザイムQ（ユビキノン）	抗酸化作用がある。細胞内ミトコンドリアに存在し、エネルギー産生を円滑に行う。ヒトの体内でも合成される。	レバー、牛肉、豚肉、かつお、まぐろ
コリン	「脂肪肝や動脈硬化を予防する」「高血圧を予防する」などといわれている。リン脂質の構成成分である水溶性成分。	レバー、卵、大豆、ささげ、牛肉、豚肉
ビタミンP	血中の中性脂肪やコレステロール値の改善、血圧上昇の抑制などが報告されている。バイオフラボノイドともいう。	ミカン、レモン、オレンジ、あんず、そば
イノシトール	「脂肪肝や動脈硬化を予防する」「脳細胞に栄養素を与える」などといわれている。リン脂質の構成成分。	オレンジ、メロン、スイカ、グレープフルーツ、小麦胚芽
パラアミノ安息香酸	「肌の老化防止や美肌効果、日焼け止め防止などの効果がある」とされている。アミノ酸の一種で、葉酸の構成成分のひとつ。	レバー、卵、牛乳、玄米、胚芽パン
ビタミンU	胃粘膜を保護し、胃潰瘍を治す力があるため、胃腸薬に使用されている。新鮮なキャベツに含まれる抗消化性潰瘍因子。	キャベツ、レタス、セロリ、青のり
リポ酸	「疲労回復によい」「運動時によい」といわれている。エネルギー代謝に関与し、補酵素として働く。生体反応に必須であり、体内でも生合成できる。	レバー、酵母
ビタミンB_{13}（オロット酸）	「脂肪肝予防や老化防止の効果がある」といわれている。ビタミンB_{12}や葉酸の代謝を助ける働きがある。	根菜類、小麦胚芽、ビール酵母
カルニチン	「ダイエットに効果がある」「脂肪を燃やす」といわれている。エネルギー代謝に必須の成分。哺乳類は、生合成できる。	羊肉、牛肉

第 **6** 章

ミネラル

・・・・・・・・・・・・・・・・・・・・ **学習のポイント** ・・・・・・・・・・・・・・・・・・・・

「日本人の食事摂取基準」に記載のある13種類のミネラルについて、その特徴、欠乏と過剰摂取、また「日本人の食事摂取基準」における摂取量、含まれる食品について学びます。

- ミネラルの生理作用を理解する。
- カルシウムの特徴、欠乏症と過剰症、摂取量、含まれる食品を理解する。
- リンの特徴、欠乏症と過剰症、摂取量、含まれる食品を理解する。
- マグネシウムの特徴、欠乏症と過剰症、摂取量、含まれる食品を理解する。
- ナトリウムの特徴、欠乏症と過剰症、摂取量、含まれる食品を理解する。
- カリウムの特徴、欠乏症と過剰症、摂取量、含まれる食品を理解する。
- 鉄の特徴、欠乏症と過剰症、摂取量、含まれる食品を理解する。
- 亜鉛の特徴、欠乏症と過剰症、摂取量、含まれる食品を理解する。
- 銅の特徴、欠乏症と過剰症、摂取量、含まれる食品を理解する。
- マンガンの特徴、欠乏症と過剰症、摂取量、含まれる食品を理解する。
- ヨウ素の特徴、欠乏症と過剰症、摂取量、含まれる食品を理解する。
- セレンの特徴、欠乏症と過剰症、摂取量、含まれる食品を理解する。
- クロムの特徴、欠乏症と過剰症、摂取量、含まれる食品を理解する。
- モリブデンの特徴、欠乏症と過剰症、摂取量、含まれる食品を理解する。

第6章 ミネラル

ミネラルの機能

ヒトの体重の4%程度はミネラルです。 ビタミンとともに体内の重要な生理作用を担っています。生体に必要と考えられているミネラルは約30種類といわれていますが、そのうち食事摂取基準が示されているのは13種類です。このうち、カルシウム、カリウム、リン、ナトリウム、マグネシウムは、体内の存在量が多いことから多量ミネラルといい、これら以外を微量ミネラルといいます。

ミネラルの機能は大きく分けて3つあります。

◆骨や歯の成分となります

骨重量の約3分の1は、コラーゲン(たんぱく質)、残り3分の2は、カルシウム、リン、マグネシウムなどです。骨はカルシウムなどのミネラルによって強度を増します。

◆細胞内外液の主要な電解質です

カリウム、ナトリウム、カルシウム、マグネシウム、リンなどは体内の水分に溶解して存在し、体液の浸透圧の調整やpHの維持に役立っています。

◆生理活性成分の構成因子です

ごく微量で各種成分の活性化因子として作用します。

ミネラルの吸収率に影響を与える要因

ミネラルの吸収率は、さまざまな要因によって影響をうけます。カルシウムの吸収促進に働くものは、成長期や妊娠期・授乳期、運動、日光浴、成長ホルモン、カゼインホスホペプチド、乳糖、オリゴ糖、ビタミンD、n-3系多価不飽和脂肪酸などがあり、吸収抑制に働くものは高齢化、閉経、シュウ酸、食物繊維、過剰のリン摂取、食塩、アルコール、カフェイン、喫煙などがあります。鉄の場合は、非ヘム鉄の場合、共存するビタミンCや動物性たんぱく質によって吸収は促進され、カルシウム、ポリフェノール、食物繊維などで阻害されます。一方、ヘム鉄の場合は、一般に吸収阻害物質の影響は受けないとされています。栄養素は、ヒトに必要なものですが、過剰に摂取すると過剰症の心配があるだけでなく、他の栄養素の吸収に影響がでる場合もあるのです。

主なミネラルの種類

	元素名	体内分布	生理作用
多量ミネラル	カルシウム（Ca）	大部分が骨	骨・歯の構成成分、神経伝達、筋肉の収縮、血液凝固など
	リン（P）	約80％が骨、その他、筋肉など	骨・歯の構成成分、ATPや補酵素の成分、pHの調節など
	マグネシウム（Mg）	約半分が骨、その他、筋肉など	骨の形成、筋肉の収縮、酵素の活性化など
	ナトリウム（Na）	主に細胞外液中	浸透圧や体液のpHの調節
	カリウム（k）	主に細胞内液中	浸透圧の維持、神経刺激の伝達など
微量ミネラル	鉄（Fe）	3分の2がヘモグロビン、その他、鉄たんぱく質（フェリチン）など	酸素の運搬、赤血球中の構成成分
	亜鉛（Zn）	筋肉、骨、肝臓など	細胞の形成、ホルモンの合成、酵素の安定化、活性化
	銅（Cu）	筋肉、肝臓、脳など	活性酸素の除去、鉄の代謝に働く
	マンガン（Mn）	肝臓など	酵素の成分、骨の代謝に関わる
	ヨウ素（I）	甲状腺など	甲状腺ホルモンの成分、細胞の新陳代謝を促す
	セレン（Se）	肝臓、腎臓など	抗酸化作用
	クロム（Cr）	筋肉、皮膚、肺など	糖代謝の調節
	モリブデン（Mo）	肝臓など	補酵素の成分、尿酸の代謝に関与

3級 第6章 ミネラル

カルシウム

　カルシウムは、体重の1～2%を占め、体内に最も多く存在するミネラルです。体内のカルシウムのうち、99%は骨や歯の構成成分になっています。残りの1%は、血液や組織中にカルシウムイオンとして存在します。これらは、機能カルシウムと呼ばれ、血液凝固、筋肉収縮、神経刺激伝達、生体膜の物質透過などの役割を持ち、酵素の成分にもなります。

　機能カルシウムは、生命維持に欠かせないため、血中カルシウム濃度は、各種ホルモンや活性型ビタミンDによって一定に保たれています。カルシウムの吸収率は、平均すると約25%程度ですが、年代などによって大きく異なります。骨の成長が活発となりカルシウム蓄積が増える思春期は約45%です。

　また、妊婦や授乳婦でも吸収率は増加します。体内の活性型ビタミンDは、カルシウムの吸収を高める作用があります。

【欠乏症と過剰症】

　カルシウムの欠乏が長期にわたると骨中のカルシウムが減少し、骨折などの原因となります。また、閉経後の女性はホルモンの変化により骨粗しょう症になりやすくなります。カルシウムを十分摂取すること、ビタミンDの摂取や適度な運動により骨のカルシウム密度を上げておくことが重要です。

　一方、カルシウムを過剰に摂取すると、泌尿器系の結石、ミルクアルカリ症候群、他のミネラルの吸収抑制となる場合があります。

カルシウムの食事摂取基準（mg/日）

年齢（歳）	男性		女性	
	推奨量	耐容上限量	推奨量	耐容上限量
1～2	450	-	400	-
3～5	600	-	550	-
6～7	600	-	550	-
8～9	650	-	750	-
10～11	700	-	750	-
12～14	1,000	-	800	-
15～17	800	-	650	-
18～29	800	2,500	650	2,500
30～49	750	2,500	650	2,500
50～64	750	2,500	650	2,500
65～74	750	2,500	650	2,500
75～	700	2,500	600	2,500

資料：「日本人の食事摂取基準」2020年版

食品のカルシウム含有量

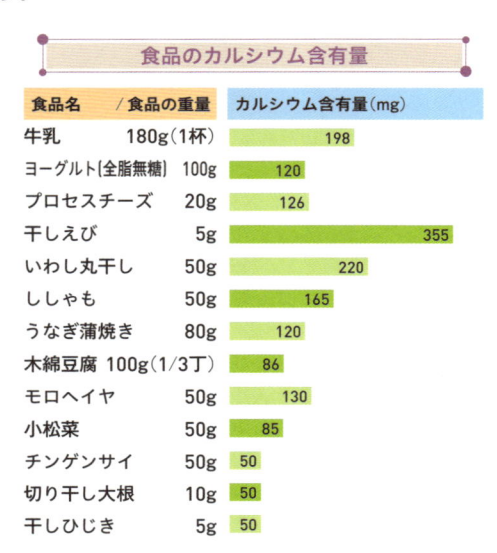

食品名	食品の重量	カルシウム含有量（mg）
牛乳	180g（1杯）	198
ヨーグルト（全脂無糖）	100g	120
プロセスチーズ	20g	126
干しえび	5g	355
いわし丸干し	50g	220
ししゃも	50g	165
うなぎ蒲焼き	80g	120
木綿豆腐	100g（1/3丁）	86
モロヘイヤ	50g	130
小松菜	50g	85
チンゲンサイ	50g	50
切り干し大根	10g	50
干しひじき	5g	50

「日本食品標準成分表」2015年版（七訂）より算出

骨(こつ)形成と骨吸収

　骨組織は、骨 吸 収と骨形成を繰り返す、というリモデリングサイクルを一生涯行っています。骨組織には、骨形成(骨をつくる)のための骨芽細胞と骨吸収(骨をこわす)のための破骨細胞が存在します。

　骨形成と骨吸収のバランスがとれている時は、骨の健康は維持されます。血中カルシウム濃度が低下すると、パラトルモンという副甲状線ホルモンの分泌が促進されます。これにより、活性型ビタミンDの産生が増加され、腸管からのカルシウム吸収を促進し、骨吸収(骨を壊す)を促進して、カルシウムやリンの骨からの溶出を増大させます。血中カルシウム濃度が上昇すると、甲状腺からカルシトニンが分泌され、骨吸収を抑え、骨形成(骨をつくる)を促進し、血中カルシウムの骨への移行を促進します。

　女性ホルモンのエストロゲンは、骨吸収に対して抑制的に働くため、更年期過ぎの女性では、エストロゲン不足によって骨吸収が促進され骨粗しょう症になりやすくなります。

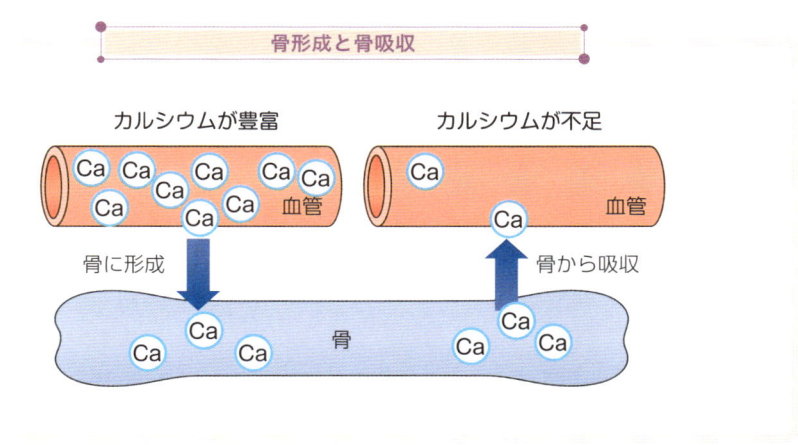

骨形成と骨吸収

カルシウムが豊富　　　　　　カルシウムが不足

骨に形成　　　　　　　　　　骨から吸収

リン

リンは、カルシウムに次いで体内に存在する量が多いミネラルです。体内のリンの約85％は骨や歯の構成成分となっており、14％が筋肉などに、1％が細胞内液や細胞外液、細胞膜に存在しています。

リンはATPや核酸、リン脂質、補酵素などの構成成分であり、また、体液や細胞内の水素**イオン**濃度の維持にも関与しています。リンの吸収率は、成人の場合で60～70％であり、食事に含まれるリンが増えると体内への取り込みも増加します。

【欠乏症と過剰症】

リンが欠乏すると、骨軟化症、くる病、発育不全などを起こしますが、通常の食生活をしている人であれば、通常はリンが欠乏することはまれです。

リンを過剰に摂取した場合、**副甲状腺機能の亢進**を引き起こします。過剰摂取が長期間続くと、カルシウムの腸管吸収が阻害されます。また、急激な血中リン濃度の上昇によって血中カルシウムイオンが減少し腎結石や慢性腎不全の一因になるほか、加齢に伴う骨折の危険度が増加する場合があります。

一般にたんぱく質含有量の多い食品はリン含有量も多い傾向があります。また、食品添加物である各種リン酸塩が、加工食品や清涼飲料水などの酸味成分とし て使用されており、加工食品や清涼飲料水を多く摂取する人は、リンの過剰摂取に注意する必要があります。

リンの食事摂取基準(mg/日)

年齢(歳)	男性		女性	
	目安量	耐容上限量	目安量	耐容上限量
1～2	500	-	500	-
3～5	700	-	700	-
6～7	900	-	800	-
8～9	1,000	-	1,000	-
10～11	1,100	-	1,000	-
12～14	1,200	-	1,000	-
15～17	1,200	-	900	-
18～29	1,000	3,000	800	3,000
30～49	1,000	3,000	800	3,000
50～64	1,000	3,000	800	3,000
65～74	1,000	3,000	800	3,000
75～	1,000	3,000	800	3,000

資料：「日本人の食事摂取基準」2020年版

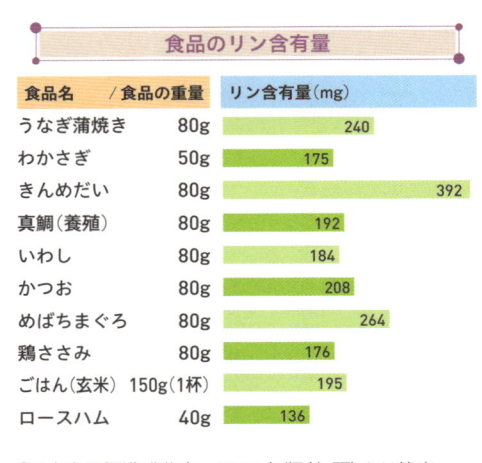

食品のリン含有量

食品名 / 食品の重量		リン含有量(mg)
うなぎ蒲焼き	80g	240
わかさぎ	50g	175
きんめだい	80g	392
真鯛(養殖)	80g	192
いわし	80g	184
かつお	80g	208
めばちまぐろ	80g	264
鶏ささみ	80g	176
ごはん(玄米)	150g(1杯)	195
ロースハム	40g	136

「日本食品標準成分表」2015 年版(七訂)より算出

？ 用語解説

イオン：原子や分子が電子を失う、もしくは得ることで、電荷を帯びている状態をいいます。電子を失って正電荷を帯びたものを 陽イオン、電子を得て負電荷を帯びたものを陰イオンといいます。

副甲状腺機能の亢進：副甲状腺の過形成により、副甲状腺ホルモンの分泌量が増加して骨吸収が高まり、骨密度の低下を示すことをいいます。

マグネシウム

成人の体内には、約25gのマグネシウムが存在しています。そのうち50〜60％は骨、20〜30％は筋肉、残りは脳、神経、体液に存在しています。マグネシウムは、骨の重要な成分であるとともに、300種類以上の酵素の活性化に関与しています。筋肉の収縮に関与するほか、体内の生合成反応や代謝反応に必須の成分です。マグネシウムは、摂取量のうち30〜50％が小腸で吸収されます。

【欠乏症と過剰症】

マグネシウムは、一般の食品に広く分布しており、通常の食生活で欠乏することはほとんどありませんが、アルコール中毒により腎臓からの排泄が増加した場合などに欠乏となる場合があります。

マグネシウムが欠乏すると、低カルシウム血症、筋肉のけいれん、冠動脈の収縮などの症状が見られ、慢性的な欠乏では、虚血性心疾患などの心臓血管の障害、骨粗しょう症、糖尿病などの生活習慣病のリスクが上昇する可能性があるとされています。

マグネシウムは、過剰に摂取しても腎臓から速やかに排泄されますが、サプリメントなどの過剰摂取により、軟便や下痢などの消化器症状が出る場合があります。また、腎機能に障害がある場合は、血中マグネシウム濃度が高くなり、排尿障害、倦怠感、嘔吐、筋力低下などの症状が出ることがあります。

マグネシウムの食事摂取基準（mg/日）

年齢（歳）	男性 推奨量	女性 推奨量
1〜2	70	70
3〜5	100	100
6〜7	130	130
8〜9	170	160
10〜11	210	220
12〜14	290	290
15〜17	360	310
18〜29	340	270
30〜49	370	290
50〜64	370	290
65〜74	350	280
75〜	320	260

資料：「日本人の食事摂取基準」2020年版

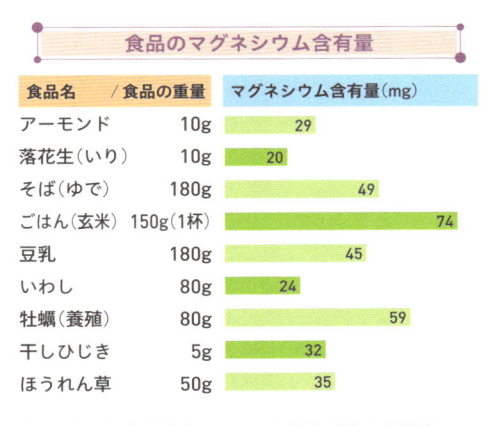

食品のマグネシウム含有量

食品名 / 食品の重量		マグネシウム含有量(mg)
アーモンド	10g	29
落花生（いり）	10g	20
そば（ゆで）	180g	49
ごはん（玄米）	150g（1杯）	74
豆乳	180g	45
いわし	80g	24
牡蠣（養殖）	80g	59
干しひじき	5g	32
ほうれん草	50g	35

「日本食品標準成分表」2015年版（七訂）より算出

3級 第6章 ミネラル

ナトリウム

　生体内のナトリウムは、50%が細胞外液、40%が骨、10%が細胞内液に存在しています。ナトリウムの体内濃度は、食事からの摂取と尿中への排泄によって調節され、浸透圧や体液のpHの調節などの生理作用を持ち、血圧を維持しています。体内のナトリウム濃度が低下すると、レニン－アンジオテンシン－アルドステロン系という機構が働き、体内ナトリウム濃度と血圧を調節します。長期にわたってナトリウムを過剰摂取し、さらにレニン－アンジオテンシン－アルドステロン系の調節が効かなくなると、腎臓のナトリウム排泄能力が低下して、高血圧となります。

【欠乏症と過剰症】

　ナトリウムが欠乏すると、血圧低下、脱水症、低ナトリウム血症などを引き起こします。大量の発汗や下痢、嘔吐を繰り返すと水分と電解質が失われるため、ナトリウムの補給が必要になります。ナトリウムの過剰摂取は、細胞外液の陽イオンの大半を占めるナトリウムの量が増え一定の濃度を保つために水分が貯留されるため、高血圧の原因となります。また、胃がんの発生リスクが高まることが知られています。

ナトリウムの食事摂取基準（食塩相当量 g/日）

年齢（歳）	男性 目標量	女性 目標量
1～2	3.0未満	3.0未満
3～5	3.5未満	3.5未満
6～7	4.5未満	4.5未満
8～9	5.0未満	5.0未満
10～11	6.0未満	6.0未満
12～14	7.0未満	6.5未満
15～17	7.5未満	6.5未満
18～29	7.5未満	6.5未満
30～49	7.5未満	6.5未満
50～64	7.5未満	6.5未満
65～74	7.5未満	6.5未満
75～	7.5未満	6.5未満

資料：「日本人の食事摂取基準」2020年版

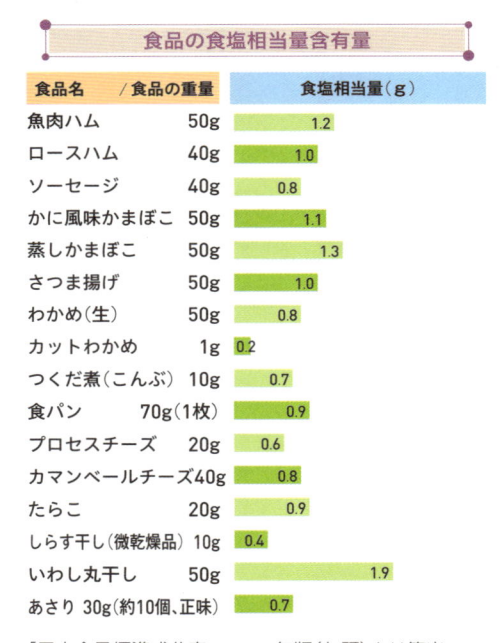

食品の食塩相当量含有量

食品名	食品の重量	食塩相当量（g）
魚肉ハム	50g	1.2
ロースハム	40g	1.0
ソーセージ	40g	0.8
かに風味かまぼこ	50g	1.1
蒸しかまぼこ	50g	1.3
さつま揚げ	50g	1.0
わかめ（生）	50g	0.8
カットわかめ	1g	0.2
つくだ煮（こんぶ）	10g	0.7
食パン	70g（1枚）	0.9
プロセスチーズ	20g	0.6
カマンベールチーズ	40g	0.8
たらこ	20g	0.9
しらす干し（微乾燥品）	10g	0.4
いわし丸干し	50g	1.9
あさり	30g（約10個、正味）	0.7

「日本食品標準成分表」2015年版（七訂）より算出

【ナトリウムの食塩換算方法】

食塩相当量（ｇ）＝ナトリウム量（mg）× 2.54 ÷ 1000

ナトリウム400mgが食塩約1gとなります。

カリウム

生体内のカリウムは、98%が細胞内、2%が細胞外に存在しています。カリウムは、浸透圧の維持、神経刺激の伝達や筋肉の収縮など、生命維持に重要な役割を担っており、食事からの摂取と尿中への排泄によって調節されています。また、カリウムは腎臓の尿細管においてナトリウムの再吸収を抑制することから血圧降下作用があり、ナトリウムの排泄が増えることから水分排泄も増えるため利尿作用もあるとされています。

【カリウムの欠乏症と過剰症】

カリウムは、通常の食事で欠乏することはありませんが、下痢が続いたり、脱水症状となると欠乏する場合があります。カリウムが欠乏すると筋力減退、心肺機能の低下などを引き起こします。また、腎臓疾患などでカリウムの排泄に支障が生じ、血中カリウム濃度が上昇すると疲労感、精神・神経障害、不整脈などを引き起こします。

カリウムの食事摂取基準（mg/日）

年齢（歳）	男性		女性	
	目安量	目標量	目安量	目標量
1～2	900	-	900	-
3～5	1,000	1,400以上	1,000	1,400以上
6～7	1,300	1,800以上	1,200	1,800以上
8～9	1,500	2,000以上	1,500	2,000以上
10～11	1,800	2,200以上	1,800	2,000以上
12～14	2,300	2,400以上	1,900	2,400以上
15～17	2,700	3,000以上	2,000	2,600以上
18～29	2,500	3,000以上	2,000	2,600以上
30～49	2,500	3,000以上	2,000	2,600以上
50～64	2,500	3,000以上	2,000	2,600以上
65～74	2,500	3,000以上	2,000	2,600以上
75～	2,500	3,000以上	2,000	2,600以上

資料：「日本人の食事摂取基準」2020年版

食品のカリウム含有量

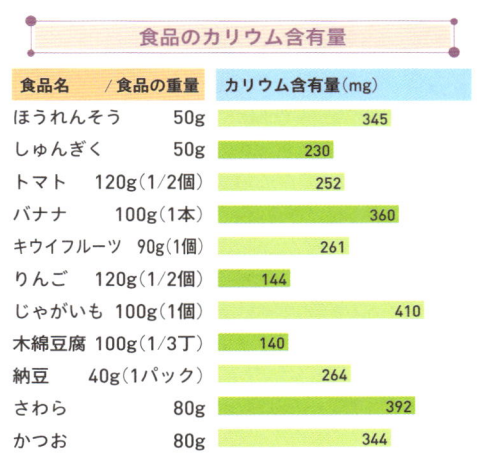

食品名 ／食品の重量	カリウム含有量(mg)
ほうれんそう　50g	345
しゅんぎく　50g	230
トマト　120g（1/2個）	252
バナナ　100g（1本）	360
キウイフルーツ　90g（1個）	261
りんご　120g（1/2個）	144
じゃがいも　100g（1個）	410
木綿豆腐　100g（1/3丁）	140
納豆　40g（1パック）	264
さわら　80g	392
かつお　80g	344

「日本食品標準成分表」2015年版（七訂）より算出

3級 第6章 ミネラル

鉄

生体内に存在する鉄は約4g、そのうち80％は機能鉄と呼ばれ、赤血球中のヘモグロビンやミオグロビンの構成成分であり、酸素の運搬や保持に関与しています。残りの20％は貯蔵鉄といい、肝臓、脾臓、骨髄などで鉄たんぱく質のフェリチンやヘモジデリンとして蓄えられます。食品中では、動物性食品に含まれるヘム鉄と、それ以外の穀類や野菜、豆類などの植物性食品、鶏卵や乳製品に含まれる非ヘム鉄があります。ヘム鉄は、小腸から吸収され非ヘム鉄よりも吸収率が高く、一方、非ヘム鉄は、ビタミンCによって最終的に二価鉄に変換されて吸収されます。

【欠乏症と過剰症】

鉄が欠乏すると、ヘモグロビンの生成が十分に行われないため、貧血となります。鉄欠乏性貧血は、慢性的な鉄摂取量の不足、月経過多や出血、成長期や妊娠期に鉄の供給が追い付かないことで起こります。症状としては、顔面蒼白、動悸、息切れ、めまい、全身倦怠感、浮腫、立ちくらみ、スプーンネイルなどがあげられます。

過剰症としては、便秘や胃腸の不快感などがあります。通常、余分な鉄は排泄されるため、一般的には過剰症の心配はありませんが、サプリメントなどで過剰に摂取すると肝臓に鉄が異常沈着し、肝機能障害を起こす場合があります。

鉄の食事摂取基準（mg/日）

性別	男性		女性		
年齢（歳）	推奨量	耐容上限量	月経なし推奨量	月経あり推奨量	耐容上限量
1〜2	4.5	25	4.5	-	20
3〜5	5.5	25	5.5	-	25
6〜7	5.5	30	5.5	-	30
8〜9	7.0	35	7.5	-	35
10〜11	8.5	35	8.5	12.0	35
12〜14	10.0	40	8.5	12.0	40
15〜17	10.0	50	7.0	10.5	40
18〜29	7.5	50	6.5	10.5	40
30〜49	7.5	50	6.5	10.5	40
50〜64	7.5	50	6.5	11.0	40
65〜74	7.5	50	6.0	-	40
75〜	7.0	50	6.0	-	40

資料：「日本人の食事摂取基準」2020年版

食品の鉄含有量

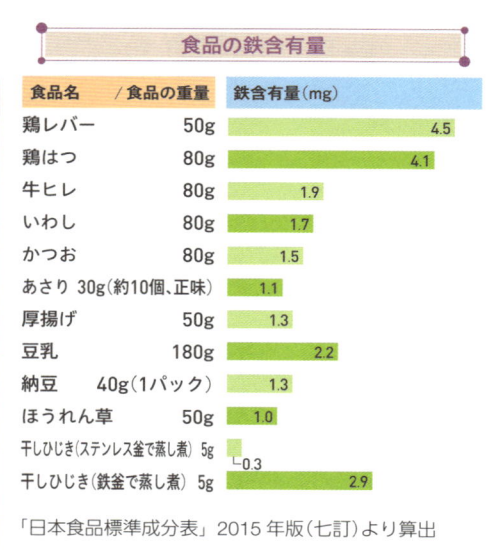

食品名 ／食品の重量		鉄含有量（mg）
鶏レバー	50g	4.5
鶏はつ	80g	4.1
牛ヒレ	80g	1.9
いわし	80g	1.7
かつお	80g	1.5
あさり 30g（約10個、正味）		1.1
厚揚げ	50g	1.3
豆乳	180g	2.2
納豆 40g（1パック）		1.3
ほうれん草	50g	1.0
干しひじき（ステンレス釜で蒸し煮）5g		0.3
干しひじき（鉄釜で蒸し煮）5g		2.9

「日本食品標準成分表」2015 年版（七訂）より算出

亜鉛

亜鉛は、生体内に約2g存在し、主に骨格筋、骨、皮膚、肝臓、脳、腎臓などに分布しています。亜鉛はたんぱく質との結合によってその生理機能が発揮され、触媒作用として200種類以上の酵素の金属成分として特に重要で、酵素類の安定化、活性化に関与しています。

亜鉛は、DNAやRNAの合成に不可欠で、不足するとDNAの複製や細胞分裂が抑制されるため、皮膚や粘膜の維持に影響します。ヒトは、舌の表面にある味蕾で味を感じとりますが、味蕾は、約1か月という短いサイクルで細胞が作り替えられるため、亜鉛が不足すると、味蕾を正常に維持できなくなり、味覚異常が起こります。

また、亜鉛はインスリンの合成に必要なため、亜鉛欠乏により**耐糖能**が低下するとされています。

亜鉛の吸収率は約30%程度であり、十二指腸と回腸から吸収されますが、食物繊維や**シュウ酸**などの作用により亜鉛の吸収が阻害される場合があります。

【欠乏症と過剰症】

亜鉛が欠乏すると慢性の下痢、成長障害、皮膚障害、味覚異常などが起こります。通常の食事では、過剰症が生じる可能性はないとされていますが、継続的な多量の亜鉛摂取は、銅の吸収阻害、抗酸化酵素であるスーパーオキシドジスムターゼ（SOD）活性の低下、貧血などを引き起こします。

亜鉛の食事摂取基準（mg/日）

年齢（歳）	男性 推奨量	男性 耐容上限量	女性 推奨量	女性 耐容上限量
1～2	3	-	3	-
3～5	4	-	3	-
6～7	5	-	4	-
8～9	6	-	5	-
10～11	7	-	6	-
12～14	10	-	8	-
15～17	12	-	8	-
18～29	11	40	8	35
30～49	11	45	8	35
50～64	11	45	8	35
65～74	11	40	8	35
75～	10	40	8	30

資料：「日本人の食事摂取基準」2020年版

食品の亜鉛含有量

食品名	食品の重量	亜鉛含有量（mg）
かき（養殖）	80g	10.6
帆立貝	80g	2.2
まだこ（ゆで）	50g	0.9
いいだこ（生）	50g	1.6
羊（ラム）ロース	80g	2.1
豚レバー	50g	3.5
牛もも	80g	3.6
ごはん（玄米）	150g	1.2
納豆	40g（1パック）	0.8

「日本食品標準成分表」2015年版（七訂）より算出

3級 第6章 ミネラル

用語解説

耐糖能：血糖値が常に一定範囲内となるよう調節する能力をいいます。

シュウ酸：カルボキシ基2個がついたカルボン酸で、カルシウムと結合して不溶性の塩を作ります。そのため食品中にこの成分が存在すると、カルシウムなどの吸収率は低下します。

銅

　銅は、生体内に約80mg存在し、その約50％が筋肉や骨、約10％が肝臓に分布しています。主に小腸や十二指腸から吸収され、大部分は門脈を経て肝臓へ運ばれ、セルロプラスミンというたんぱく質と結合して血液で各臓器に運ばれます。銅は、約10種類の酵素の活性に関与しており、亜鉛と同様、**スーパーオキシドジスムターゼ**（SOD）として活性酸素の除去に役立ちます。また、貯蔵鉄が利用されるためには、微量の銅が必要であり、銅が不足すると鉄欠乏性貧血になりやすくなります。

【欠乏症と過剰症】

　銅の欠乏症は、通常ではみられませんが、貧血のほか、白血球減少や骨異常などがあります。先天的な銅代謝異常により銅の欠乏を引き起こすものにメンケス病、銅の過剰となるウィルソン病があります。

銅の食事摂取基準（mg/日）

年齢（歳）	男性		女性	
	推奨量	耐容上限量	推奨量	耐容上限量
1～2	0.3	-	0.3	-
3～5	0.4	-	0.3	-
6～7	0.4	-	0.4	-
8～9	0.5	-	0.5	-
10～11	0.6	-	0.6	-
12～14	0.8	-	0.8	-
15～17	0.9	-	0.7	-
18～29	0.9	7	0.7	7
30～49	0.9	7	0.7	7
50～64	0.9	7	0.7	7
65～74	0.9	7	0.7	7
75～	0.8	7	0.7	7

資料：「日本人の食事摂取基準」2020年版

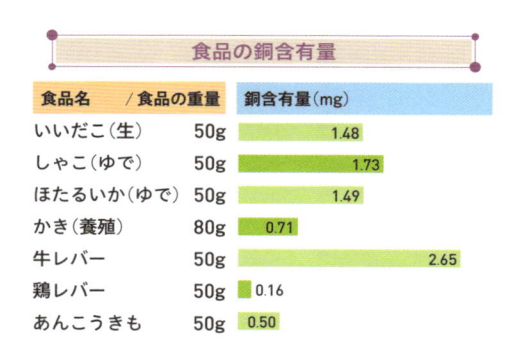

食品の銅含有量

食品名 ／ 食品の重量		銅含有量（mg）
いいだこ（生）	50g	1.48
しゃこ（ゆで）	50g	1.73
ほたるいか（ゆで）	50g	1.49
かき（養殖）	80g	0.71
牛レバー	50g	2.65
鶏レバー	50g	0.16
あんこうきも	50g	0.50

「日本食品標準成分表」2015 年版（七訂）より算出

（?）**用語解説**　**スーパーオキシドジスムターゼ**：酵素の一種で活性酸素除去に働きます。具体的には、スーパーオキシドアニオンと水素イオンから過酸化水素の生成を触媒し、この反応によりスーパーオキシドアニオンが消去され、この毒性から生体が保護されます。

マンガン

　マンガンは、生体内に12～20mg存在し、組織や臓器に分布しています。カリウムやリンとともに、骨を作ったり分解する骨代謝に関与しています。マンガンは、鉄と同様の経路で吸収されるため、食事中の鉄含有量が多いとマンガンの吸収は阻害されて吸収率（通常の吸収率は、3～5％）は低下します。ただし、鉄欠乏性貧血時には、鉄と共に吸収率が上がるという報告もあります。また、多くの酵素の構成成分として働いています。

【欠乏症と過剰症】

　マンガンが欠乏すると、骨代謝、糖質・脂質代謝（糖尿病や脂肪性肥満）、運動機能、皮膚代謝などに影響が及ぶ可能性が高いと指摘されています。

　過剰症としては、食事からの摂取量では問題はありませんが、サプリメントなどによる過剰摂取には注意が必要です。慢性の中毒としてパーキンソン病に似た症状が出たという報告があります。

マンガンの食事摂取基準（mg/日）

年齢（歳）	男性		女性	
	目安量	耐容上限量	目安量	耐容上限量
1～2	1.5	-	1.5	-
3～5	1.5	-	1.5	-
6～7	2.0	-	2.0	-
8～9	2.5	-	2.5	-
10～11	3.0	-	3.0	-
12～14	4.0	-	4.0	-
15～17	4.5	-	3.5	-
18～29	4.0	11	3.5	11
30～49	4.0	11	3.5	11
50～64	4.0	11	3.5	11
65～74	4.0	11	3.5	11
75～	4.0	11	3.5	11

資料：「日本人の食事摂取基準」2020年版

食品のマンガン含有量

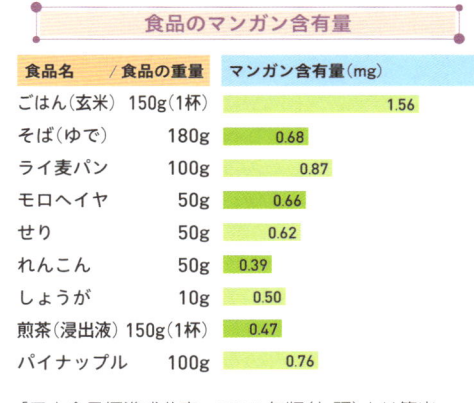

食品名 ／食品の重量		マンガン含有量（mg）
ごはん（玄米）	150g（1杯）	1.56
そば（ゆで）	180g	0.68
ライ麦パン	100g	0.87
モロヘイヤ	50g	0.66
せり	50g	0.62
れんこん	50g	0.39
しょうが	10g	0.50
煎茶（浸出液）150g（1杯）		0.47
パイナップル	100g	0.76

「日本食品標準成分表」2015年版（七訂）より算出

ヨウ素

　ヨウ素は生体内に約25mg存在し、その70〜80％は、甲状腺に分布して甲状腺ホルモンを構成しています。甲状腺ホルモンは、交感神経を刺激してエネルギー代謝やたんぱく質合成などの代謝を促す作用があり、ヨウ素はこうした働きに関与しています。特に、発育、骨形成、生殖などの生理的機能をコントロールしており、全身の基礎代謝の向上や細胞の新陳代謝を促す働きがあります。

　食事から摂取したヨウ素は、胃と小腸上部でほぼ100％吸収され、ほとんどが甲状腺に取り込まれます。血漿中などの余ったヨウ素は、最終的に90％以上が尿中に排泄されます。

【欠乏症と過剰症】

　ヨウ素が欠乏すると甲状腺機能が低下し、その影響で甲状腺刺激ホルモンが過剰に分泌されて甲状腺が肥大（甲状腺腫）します。また、妊娠中のヨウ素欠乏は、死産、流産、胎児の甲状腺機能低下を引き起こします。

　甲状腺ホルモンは、ヨウ素が欠乏しても過剰であっても生成が適切にできないため、過剰摂取した場合は、甲状腺機能亢進症（甲状腺中毒症）だけでなく、欠乏時と同様に甲状腺機能低下や甲状腺腫を引き起こします。

ヨウ素の食事摂取基準（μg/日）

年齢（歳）	男性		女性	
	推奨量	耐容上限量	推奨量	耐容上限量
1〜2	50	300	50	300
3〜5	60	400	60	400
6〜7	75	550	75	550
8〜9	90	700	90	700
10〜11	110	900	110	900
12〜14	140	2,000	140	2,000
15〜17	140	3,000	140	3,000
18〜29	130	3,000	130	3,000
30〜49	130	3,000	130	3,000
50〜64	130	3,000	130	3,000
65〜74	130	3,000	130	3,000
75〜	130	3,000	130	3,000

資料：「日本人の食事摂取基準」2020年版

食品のヨウ素含有量

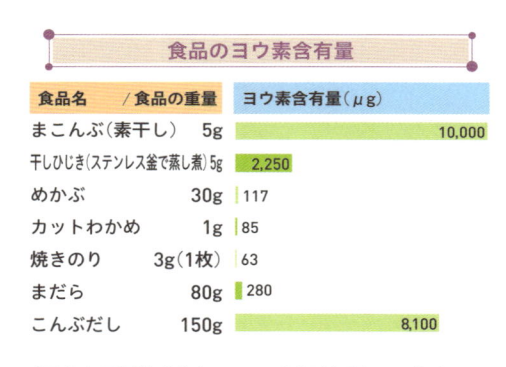

食品名 ／食品の重量	ヨウ素含有量（μg）
まこんぶ（素干し）　5g	10,000
干しひじき（ステンレス釜で蒸し煮）5g	2,250
めかぶ　30g	117
カットわかめ　1g	85
焼きのり　3g（1枚）	63
まだら　80g	280
こんぶだし　150g	8,100

「日本食品標準成分表」2015年版（七訂）より算出

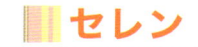 セレン

　セレンは、体内に約13mg存在します。抗酸化酵素の成分となるほか、25種類のセレンを含んだたんぱく質が存在します。食品中のセレンの多くは、セレノメチオニン、セレノシステインなどのアミノ酸に結合して存在します。吸収率は、結合しているアミノ酸の種類によって異なります。

　セレン含有量の多い食品は魚介類で、日本では主に魚介類や穀類からセレンを摂取しており、不足することは少ないとされています。

【欠乏症と過剰症】

　セレンの欠乏症では、中国東北部の克山(けしゃん)病が知られており、心筋障害が主な症状です。また、成長障害や筋肉萎縮、肝臓障害、免疫力低下などが見られます。過剰症では、慢性セレン中毒として毛髪や爪の脆弱化・脱落、胃腸障害、皮疹、疲労感、神経系異常などがあります。

セレンの食事摂取基準(μg/日)

年齢(歳)	男性 推奨量	男性 耐容上限量	女性 推奨量	女性 耐容上限量
1〜2	10	100	10	100
3〜5	15	100	10	100
6〜7	15	150	15	150
8〜9	20	200	20	200
10〜11	25	250	25	250
12〜14	30	350	30	300
15〜17	35	400	25	350
18〜29	30	450	25	350
30〜49	30	450	25	350
50〜64	30	450	25	350
65〜74	30	450	25	350
75〜	30	400	25	350

資料：「日本人の食事摂取基準」2020年版

食品のセレン含有量

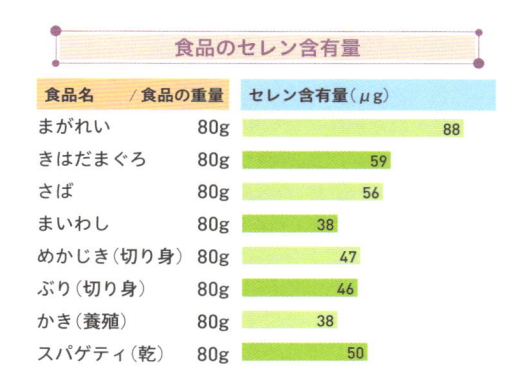

食品名	食品の重量	セレン含有量(μg)
まがれい	80g	88
きはだまぐろ	80g	59
さば	80g	56
まいわし	80g	38
めかじき(切り身)	80g	47
ぶり(切り身)	80g	46
かき(養殖)	80g	38
スパゲティ(乾)	80g	50

「日本食品標準成分表」2015年版(七訂)より算出

クロム

　生体内には、約2mgのクロムが存在しています。栄養素として摂取するのは三価クロムであり、強い毒性のある六価クロムは、自然界にはほとんど存在しません。クロムは、インスリン作用を増強するクロモデュリンというオリゴペプチドに結合しています。クロモデュリンは、クロムが結合していないとインスリンを活性する能力がないため、クロムが欠乏するとインスリン作用が低下し、グルコースの処理能力が低下するとされています。

　クロムは小腸から吸収され、鉄結合たんぱく質であるトランスフェリンと結合し、肝臓に運ばれますが、大部分はその後尿中に排泄されます。食事から摂取されたクロムも吸収率は1%程度と極めて低いとされています。

【欠乏症と過剰症】

　欠乏症としては、体重減少、耐糖能不全によるインスリン感受性の低下、脂質代謝異常があげられます。過剰症としては、クロムサプリメントなどによる慢性間質性腎炎、肝障害などが報告されていますが、同時に摂取しているほかのサプリメントや薬の影響もあり、真のクロム過剰症であるかは明確となっていません。

クロムの食事摂取基準（µg/日）

年齢（歳）	男性と女性	
	目安量	耐容上限量
1〜2	-	-
3〜5	-	-
6〜7	-	-
8〜9	-	-
10〜11	-	-
12〜14	-	-
15〜17	-	-
18〜29	10	500
30〜49	10	500
50〜64	10	500
65〜74	10	500
75〜	10	500

資料：「日本人の食事摂取基準」2020年版

食品のクロム含有量

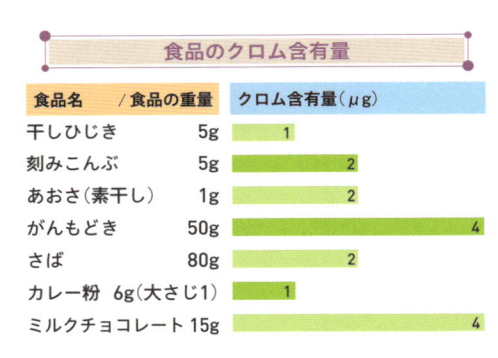

食品名 ／食品の重量	クロム含有量（µg）
干しひじき　5g	1
刻みこんぶ　5g	2
あおさ（素干し）　1g	2
がんもどき　50g	4
さば　80g	2
カレー粉　6g（大さじ1）	1
ミルクチョコレート 15g	4

「日本食品標準成分表」2015 年版（七訂）より算出

■ モリブデン

　モリブデンは、成人の体内に約9mg存在します。補酵素の構成成分でキサンチンオキシダーゼなどに含まれ、核酸の代謝においてプリン体を分解し、尿酸となる過程に関与しています。食品中のモリブデンは、モリブデン塩酸として胃と小腸から吸収されます。モリブデン塩酸の吸収率は高く、約90％程度とされ、吸収後すみやかに代謝されて腎臓から排泄されます。

【欠乏症と過剰症】

　モリブデン欠乏症では、完全静脈栄養時に昏睡、頻脈、呼吸数の増加、血漿尿酸及び尿中尿酸の減少などが見られたという報告があります。過剰症は、通常は見られません。

モリブデンの食事摂取基準（μg/日）

年齢（歳）	男性		女性	
	推奨量	耐容上限量	推奨量	耐容上限量
1～2	10	-	10	-
3～5	10	-	10	-
6～7	15	-	15	-
8～9	20	-	15	-
10～11	20	-	20	-
12～14	25	-	25	-
15～17	30	-	25	-
18～29	30	600	25	500
30～49	30	600	25	500
50～64	30	600	25	500
65～74	30	600	25	500
75～	25	600	25	500

資料：「日本人の食事摂取基準」2020年版

食品のモリブデン含有量

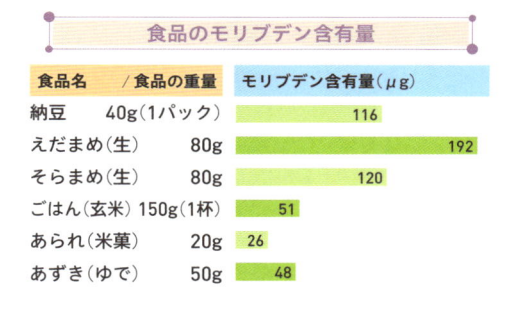

食品名／食品の重量	モリブデン含有量（μg）
納豆　40g（1パック）	116
えだまめ（生）　80g	192
そらまめ（生）　80g	120
ごはん（玄米）150g（1杯）	51
あられ（米菓）　20g	26
あずき（ゆで）　50g	48

「日本食品標準成分表」2015年版（七訂）より算出

3級　第6章　ミネラル

その他のミネラル

　ミネラルには、ヒトにおける必要性は認められているものの、摂取量は示されていないものに以下のミネラルがあります。

◆イオウ（S）

　イオウの大部分は、食品のたんぱく質として摂取され、体内でアミノ酸に分解されます。髪の毛や爪などに存在するケラチンの中に含まれ、ビタミンやホルモンの構成成分です。

◆塩素（Cl）

　塩素は、食塩として摂取しています。胃液の塩酸成分として、消化酵素のペプシンを活性化しています。

◆コバルト（Co）

　コバルトは、ビタミンB_{12}の構成成分として発見されたビタミンです。骨髄の造血作用に不可欠のビタミンです。

◆フッ素（F）

　コバルトは、ヒトの骨や歯に存在し、欠乏すると虫歯になりやすくなるとされています。

第 **7** 章

機能性成分

······················ **学習のポイント** ·····················

食品が持つ機能性成分について、その特徴を学びます。

- 機能性成分とは何かを理解する。
- ポリフェノールの種類と働きについて理解する。
- フラボノイドの種類と働きについて理解する。
- イオウ化合物の種類、主に含まれる食品、働きについて理解する。
- リグナン類の種類、主に含まれる食品、働きについて理解する。
- β グルカンの特徴、主に含まれる食品、働きについて理解する。
- フコイダンが主に含まれる食品、働きについて理解する。
- たんぱく質類の種類と機能性について理解する。
- 乳酸菌の特徴、主に含まれる食品、働きについて理解する。
- 多糖類やその他成分についても、その特徴と効果、主に含まれる食品について理解する。

第7章 機能性成分

機能性成分とは

食品には、3つの機能があります。

第一次機能は、必要な栄養素を補給して生体を維持する栄養機能です。

第二次機能は、色、味、香り、歯ごたえ、舌触りなど、感覚器に働きかけておいしさを感じさせる感覚機能です。

第三次機能は、生体の防御、体内リズムの調節、老化抑制、疾病の予防に関わる生体調節機能です。このうち、第三次機能を持つ食品成分を機能性成分といいます。

機能性成分の種類

(1) ポリフェノール

ポリフェノールは、ほとんどの植物に存在する色素や苦みの成分で、5,000種類以上あるといわれています。淡黄色や無色のフラボノイド（ルチンやイソフラボン）と濃い色のノンフラボノイド（アントシアニン、カテキン、クルクミンなど）に大きく分けられます。ポリフェノールは、動脈硬化や脳梗塞を防ぐ抗酸化作用、更年期障害などを防ぐホルモン促進作用などが注目されています。そのため、様々なポリフェノールが発見・抽出され、医薬品や健康食品として多くの商品があります。

(2) フラボノイド

ポリフェノールの一種であるフラボノイドは、淡黄色や無色の色素で生体の特定の生理調節機能に作用するものが多く、4,000種類以上あるといわれています。

フラボノイドには、抗酸化作用があり、動脈硬化や脳梗塞を防ぐことが期待されています。日本人は、通常の食事で1日に数10〜数100mgのフラボノイドを摂取していると推定されていますが、野菜をあまり食べない人はフラボノイドの摂取も少なくなります。

(3) イオウ化合物

イオウ化合物は、にんにくや玉ねぎなどユリ科の野菜、だいこんやわさびなどアブラナ科の野菜に含まれる成分で硫化アリル、アリイン、イソチオシアネートなどがあります。イオウ化合物の特徴は、強い刺激臭でそのにおい成分が強力な抗酸化作用を発揮します。そのほか、抗菌・殺菌作用、血栓を予防・溶かす作用、血液循環の促進、血中コレステロール値の改善など様々な効果があります。

特にニンニクは、殺菌・抗酸化作用のあるアリインや発がんを抑制する硫化アリルなどのイオウ化合物を複合的に含むため、抗酸化作用が強く、がん予防に高い効果を発揮します。

にんにくを切ったりすりおろしたりすると、酵素の作用でアリインがアリシンという抗酸化物質に変換し、ビタミンB_1と結合し血中ビタミンB_1濃度の上昇・維持に働くため、スタミナ回復に効果があるといわれています。

（4）リグナン類

リグナンは、植物や種実の脂質に含まれる化合物群のひとつで、主なものにセサミンやセサモール、セサミノールなどがあります。これらのリグナン類は、ごまや亜麻仁に含まれるほか、ライ麦、大麦、カボチャ種子、豆類、ブロッコリーなどに含まれます。主にコレステロールの低下や肝機能の活性化、更年期障害の軽減の作用があるといわれています。特に抗酸化作用が強いセサミノールは、ごま油に豊富に含まれており、吸収もされやすいという特徴があります。

（5）βグルカン

βグルカンは、グルコース（ブドウ糖）から構成される多糖類であるグルカンの一種で、きのこ類やパン酵母の細胞壁に含まれています。特に、アガリスクやメシマコブ、レイシなどに含まれるβグルカンは、強い免疫活性作用、がん予防効果を持つとされ注目されています。パン酵母に含まれるβグルカンは、きのこ類のβグルカンに比べて2倍以上の免疫活性作用があるといわれ、欧米などでは、健康維持に役立つ機能性食品として知られています。

（6）フコイダン

フコイダンは、こんぶ、わかめ、もずくなどの褐藻類（かっそう）の粘質物に多く含まれています。フコイダンには、抗菌作用や抗腫瘍作用があり、肝機能を改善する、血圧の上昇を抑える、免疫力を高める、コレステロール値を下げるなどの効果があるといわれています。特にがん細胞のDNAに直接作用して自滅させるアポトーシスという作用も認められています。また、食物繊維の一種であることから、腸内で余分なコレステロールや有害物質を排泄する働きもあります。

（7）たんぱく質類

アミノ酸は、たんぱく質の構成成分であると同時にそれ自体も機能性成分として働きます。主なたんぱく質類の機能性は、表のとおりです。

主なたんぱく質類の機能性

種類	主な機能性	主な含有食品
グルタミン酸	脳や神経の働きを向上させ、尿の排泄を促す	海藻、大豆
アスパラギン酸	エネルギー代謝に関与し、アンモニア排除やスタミナ向上に働く	豆類、大豆もやし
タウリン	コレステロール値の低下、血圧維持、心機能の向上に働く	いか、貝類
ラクトフェリン	鉄が結合した糖たんぱく質。腸内の有用菌を増やす、免疫力を高めるなどの作用がある	牛乳、乳製品
カゼインホスホペプチド	カルシウムの吸収促進	牛乳、乳製品
グリシニン	血中コレステロール値の低下、ホルモンバランスの調整に働く	大豆、豆腐などの大豆製品

（8）乳酸菌

　ヒトの腸内には、100種類以上、100兆個以上の腸内細菌が生息しているといわれています。その中で発酵によって糖類から多量の乳酸を産生し、かつ、アンモニアなどの腐敗物質を作らないものを一般に乳酸菌といいます。乳酸菌による発酵は、チーズ、ヨーグルトや漬物やみそ、しょうゆ、ふな寿司などのなれ寿司など、さまざまな発酵食品の製造に用いられてきました。乳酸によって食品のpHが酸性に偏り、腐敗や食中毒の原因になる他の微生物の繁殖が抑えられ、食品の長期保存が可能になります。

主な機能性成分

機能性成分	種類	成分・効果	含まれる食品例
ポリフェノール	アントシアニン	赤色や紫色の色素成分、目の疲労回復、肝臓の機能回復、抗酸化作用	ブルーベリー、ぶどう
	イソフラボン	女性ホルモンであるエストロゲンに似た作用、更年期症状の予防、骨粗しょう症を防ぐ	大豆、大豆製品
	カカオマスポリフェノール	抗酸化作用、アレルギーやストレスを抑える、疲労回復	チョコレート、ココア
	カテキン	緑茶などに含まれる苦みや渋み成分、抗酸化作用、殺菌作用、虫歯の予防、がん予防	緑茶
	クルクミン	ウコンに含まれる黄色の色素成分、肝機能の強化、肝臓障害の予防、抗酸化作用	ウコン、カレー粉
	クロロゲン酸	コーヒー豆やごぼうに含まれる苦味成分、抗酸化作用、がん予防	コーヒー豆、ごぼう、さつまいも
	ケルセチン	黄色の色素成分、抗酸化作用、血管や細胞の老化防止、ビタミンPの一種	かんきつ類、玉ねぎ
	ゴマリグナン（セサミノール、セサミン）	抗酸化作用、老化予防、がん予防	ごま
	ショウガオール	しょうがの香り成分、胃酸の分泌の促進、抗菌・殺菌作用	しょうが
	ジンゲロン	しょうがの辛味成分、エネルギー代謝の促進	しょうが
	タンニン	茶などの渋み成分、殺菌作用	緑茶、コーヒー
	テアフラビン	紅茶に含まれる赤色の色素成分、抗酸化作用、動脈硬化予防、がん予防	紅茶、ウーロン茶
	ナスニン	なすの皮に含まれる紫色の色素成分、抗酸化作用、がん予防	なす
	フェルラ酸	抗酸化作用、メラニンの生成を抑制	玄米、米ぬか
	ヘスペリジン	毛細血管の強化、高血圧の予防、ビタミンCの吸収を改善する、ビタミンPの一種	かんきつ類
	ルチン	血管を強くする、高血圧や脳血管障害の予防、ビタミンPの一種	そば
	ルテオリン	黄色い色素成分、抗酸化作用、アレルギー症状の緩和、免疫機能を整える	しそ、しゅんぎく

機能性成分	種類	成分・効果	含まれる食品例
カロテノイド	カロテン（α、β、γ）	抗酸化作用、細胞の老化の予防、がん予防	緑黄色野菜
	アスタキサンチン	魚介に含まれる赤色の色素成分、抗酸化作用、がん予防	えび、かに
	カプサンチン	赤色の色素成分、抗酸化作用、老化やがん、動脈硬化などの予防	赤ピーマン、赤唐辛子
	クリプトキサンチン	オレンジ色の色素成分、がん予防	かんきつ類、びわ、柿
	ゼアキサンチン	黄色の色素成分、抗酸化作用、がん予防、動脈硬化の予防・解消	パパイア、マンゴー
	フコキサンチン	海藻の色素成分、抗腫瘍作用、がん予防	ひじき、わかめ、こんぶ
	リコペン	赤色の色素成分、抗酸化作用、がん予防	トマト、すいか
	ルテイン	黄色の色素成分、抗酸化作用、紫外線から目を守る	緑黄色野菜、とうもろこし
イオウ化合物	アリシン	にんにく特有の刺激臭成分、疲労回復効果、抗菌・抗カビ作用、がん予防	にんにく
	イソチオシアネート	アブラナ科の野菜に含まれる成分、免疫力を高める、がん予防	キャベツ、ブロッコリー
	シクロアリイン	玉ねぎなどに含まれる成分、加熱すると増加、血中コレステロール値や中性脂肪値を改善、動脈硬化を予防	玉ねぎ、らっきょう
	硫化アリル	ねぎ類・にんにくなどの香り成分、抗酸化作用、がん予防、抗菌作用	玉ねぎ、ねぎ、にら
	硫化プロピル	玉ねぎに含まれる辛味成分、加熱すると失われる、糖質の代謝を促す、血糖値を下げる	玉ねぎ
乳酸菌	ビフィズス菌	腸の働きを活発にする、便秘や下痢を予防する、免疫力を高める	ヨーグルト、乳酸菌飲料
	ラブレ菌	腸内環境を整える、免疫力を高める、ウイルス性疾患を解消する働き	漬物
多糖類	イヌリン	消化・吸収できない食物繊維のひとつ、血糖値の上昇を抑える	ごぼう、きくいも
	キトサン、キチン	かにの殻を主原料にした動物性の食物繊維、免疫力を高める	甲殻類の殻
	グルコサミン	体内の軟骨細胞を作る成分、ひざなどの関節の痛みを和らげる、動きをなめらかにする作用	甲殻類の殻など
	コンドロイチン硫酸	「軟骨の元」という意味のギリシャ語が語源、関節やじん帯などの弾力性や円滑性を保つ	納豆、山いも、おくら
	フコイダン	海藻のぬめり成分、肝機能の向上、がん予防、血圧上昇の抑制、免疫力の向上	こんぶ、わかめ、もずく
	β-グルカン	きのこに含まれる食物繊維の一種、免疫活性作用、がん予防	きのこ、パン酵母

3級 第7章
機能性成分

機能性成分	種類	成分・効果	含まれる食品例
多糖類	ペクチン	食物繊維のひとつ、整腸作用	果物
	ムチン	山いもやおくらなどのぬめり成分、糖とたんぱく質の複合体、肝臓や腎臓の機能を高める、胃の粘膜を保護	山いも、おくら、なめこ
その他	カゼインホスホペプチド	カルシウムや鉄などのミネラル類を溶けやすくし、吸収率を高める	牛乳
	カプサイシン	唐辛子の辛味成分、体脂肪の分解を促進、殺菌作用、食欲増進作用	唐辛子
	クエン酸	疲労回復効果、カルシウムやマグネシウムなどのミネラルを吸収しやすくする	かんきつ類、梅、酢
	タウリン	アミノ酸に似た物質、肝機能を高める、コレステロール値を下げる、高血圧の解消効果	いか、たこ、貝類
	ナットウキナーゼ	納豆に含まれる酵素の一種、血栓溶解作用	納豆
	リモネン	かんきつ類の香り成分、がん予防	かんきつ類の皮
	レシチン	リン脂質の一種、血中コレステロール値や中性脂肪値を改善	大豆、大豆製品、卵黄

第 **8** 章

水と電解質の代謝

・・・・・・・・・・・・・・・ **学習のポイント** ・・・・・・・・・・・・・・・

水の機能と電解質の代謝について学びます。

- ● 水の機能と体内における分布、特徴について理解する。
- ● 物質の溶媒としての働きを理解する。
- ● 水の体温を調節する機能を理解する。
- ● ヒトの体における水の出納について理解する。
- ● 脱水と浮腫について理解する。
- ● 電解質の分布と浸透圧について理解する。

水と電解質の代謝

水の機能と分布

　ヒトは、食べ物がなくても、水さえあれば 1 か月近く生きることが可能とされていますが、水を1滴もとらないと、2～3日で生命を維持することは出来なくなります。

　体内の水分（体水分、体液）量は成人男性で体重の約60％です。体水分量は、脂肪の割合が高い女性ではその割合は少なく、同じ理由により肥満の者は、やせの者より体水分量の割合が少なくなります。

　また、年代別では、胎児の体水分量は約85％、新生児で80％、乳児で70％と成人より多く、一方、高齢者の体水分量は50％と少なく、加齢に伴い実質の細胞数が減ること及び、細胞内液の減少が高齢者の体水分量の減少につながっています。

　健康なヒトの体水分量は、適度な摂食や飲水、発汗や排尿によってほぼ一定に保たれており、1日のうちの変動は体重の1％以下です。

（1）物質の溶媒

　水には、物質の**溶媒**としての働きがあります。食事から摂取した栄養素は、消化酵素によって高分子から低分子に分解され、吸収された栄養素がエネルギーや他の物質に変換されて利用されるまで、すべて物質が水に溶けた状態で行われます。

　また、体内の水には、ナトリウムイオンやカリウムイオンなどの電解質が溶け込んでおり、これらの電解質は、細胞の浸透圧の維持に働きます。さらに細胞の形状の維持も水の作用によるものです。

（2）体温の調節

　水は、最も比熱（1 g あたりの物質の温度を1℃上げるのに必要な熱量）の大きな物質であり、温まりにくく、冷めにくいという性質を持っています。このため、水は体温を一定に保つのに役立っています。

　また、水は液体から気体になる際に必要な熱量が他の液体と比べて大きいため、汗が皮膚表面から蒸発するときに多くの熱を奪い、体熱の放散の役割も担っています。

（3）水の出納

1）供給される水

　　体に供給される水には、飲料水、食物中の水分、体内で栄養素がエネルギーになる際に生成される水（代謝水）があり、総量は1日あたり約2,400mlです。成人では、飲料

? 用語解説　溶媒：溶液の成分のうち、他の成分を溶かしている、最も多量に存在する液体物質。

水として摂取する水は1日約1,000ml、食物から摂取する水は、約1,100mlです。代謝水は、糖質、脂質、たんぱく質などがエネルギーに変換される際に酸化されて二酸化炭素と水になることで生成されます。糖質、脂質、たんぱく質の代謝水は、それぞれ1gあたり0.56ml、1.07ml、0.43mlです。通常の食事における消費エネルギー100kcalあたりの代謝水は約12mlであり、成人では1日約300mlの水をエネルギー代謝によって得ています。

２）排泄される水

体内から排出される水には、尿、糞便、不感蒸泄（ふ かんじょうせつ）があり、成人における総排出量は1日約2,400mlです。不感蒸泄とは、皮膚や呼吸器から蒸発している水分のことです。皮膚表面からの水分の蒸発は1日あたり約500ml、呼吸に伴う肺などからの水分の蒸発は約300mlあり、不感蒸泄は1日約800mlです。尿のうち、生体内で代謝により生じる不要物質を排泄するための最低限の尿量を不可避尿（ふ か ひ にょう）といい、残りを随意尿（ずい い にょう）といいます。不可避尿は1日あたり400〜500ml必要です。糞便中の水分量は1日約100ml、尿量は約1,500mlです。

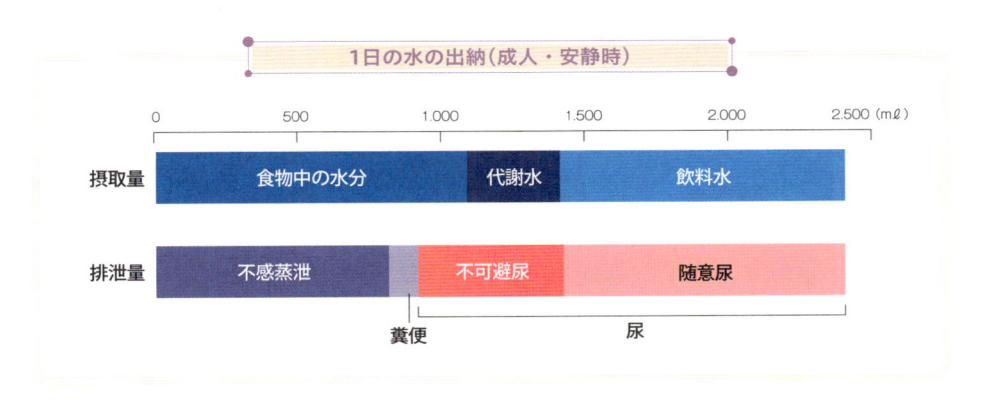

３）脱水と浮腫

体液（細胞外液量）が減少した状態を脱水といいます。脱水には高張性脱水（水欠乏型脱水）、低張性脱水（塩欠乏型脱水）があります。

高張性脱水は、大量の発汗などによりおこりやすくなります。ナトリウムの損失割合よりも水分の損失割合が大きくなり、体液が濃縮されて細胞外液の浸透圧が高くなり、血中ナトリウム濃度が上昇して細胞内液の水分が細胞外に移動します。

低張性脱水では、脱水した際にナトリウムを含まない水分のみを大量に補給するとおこりやすくなります。水分の損失割合よりもナトリウムの損失割合が大きいため、細胞外液の浸透圧が低下し、水分が細胞外から細胞内へと移動し、細胞内水中毒の状態となります。血液中のナトリウム濃度が低下し、失神など意識障害を生じることもあります。

浮腫は、組織間液などの細胞外液の水分が異常に増えた状態です。浮腫を引き起こす疾患としては、心機能不全、リンパ管閉塞などの循環障害、肝硬変などの肝障害、糸球体腎炎やネフローゼ症候群などによる腎障害、飢餓などの低栄養があります。

▊ 電解質の代謝

（1）電解質の分布

電解質とは、血液・体液中で電離して陽イオンと陰イオンに分かれる物質で、栄養素としてはミネラルを指します。その溶液は高い電気伝導性を持ちます。細胞外液には、陽イオンとしてナトリウム、カルシウム、陰イオンとして塩素が多く、細胞内液には陽イオンとしてカリウムやマグネシウムが多く存在しています。これによって、体液の量や浸透圧が調節され、体内の水分量が調節されています。

（2）浸透圧

浸透圧とは、生体膜を境にして電解質濃度（イオン濃度）の異なるときにこの差を一定にしようと働く力をいいます。具体的には、濃度を一定にするために水分が濃度の低い溶液から濃度の高い溶液の方へと移動します。食塩を過剰に摂取すると体液中のナトリウムイオンが増加し、浸透圧が高まります。浸透圧を元に戻すために飲水量が増え、水分を吸収すると体液が薄まり浸透圧は低下しますが、体液量が増加するために血圧は上昇します。この状態が繰り返し続くことで次第に高血圧となります。

一方、カリウムにはナトリウムの尿中排泄の促進、交感神経系の抑制、血管平滑筋の弛緩作用があります。そのため、カリウム摂取量を増やすと血圧は低下します。

（3）体液のpH

体液のpHは、7.35～7.45の非常に狭い範囲に保たれています。pH7は中性でこれより数値が小さければ酸性、大きければアルカリ性となります。pH7.35以下の酸性状態をアシドーシス、pH7.45以上のアルカリ性状態をアルカローシスといいます。アシドーシスとアルカローシスは共に病的な状態であり、pH6.8以下、あるいはpH7.8以上になると死に至ります。生体の体液のpHが一定に保たれていることを**塩酸基平衡（えんさんきへいこう）**といい、細胞外液の**緩衝作用**や肺での呼吸、腎臓の機能によってpHが調節されています。

⚠ 重要語句

酸塩基平衡：体液や血液のpHが一定に保たれていること。
緩衝作用：体液中に酸が増えると酸を中和し、塩基（アルカリ）が増えるとアルカリを中和してpHを一定に保つ働きのこと。

第 **9** 章

食品添加物

・・・・・・・・・・・・・・**学習のポイント**・・・・・・・・・・・・・・

食品添加物の目的、安全性の評価方法、食品添加物の指定方法と表示方法を学びます。また、食品添加物の主な種類と用途を学びます。

- ●食品添加物の目的と定義を理解する。
- ●安全性の評価方法について理解する。
- ●食品添加物の指定制度、規格と基準について理解する。
- ●食品添加物の表示について理解する。
- ●食品添加物の主な種類と用途、添加物名について理解する。

第9章 食品添加物

食品添加物とは

　食品添加物は、食品衛生法において「食品の製造の過程において、または食品の加工もしくは保存の目的で、食品に添加、混和、湿潤その他の方法によって使用するもの」と定義されています。食品の製造過程で一時的に使用され、最終食品となる前に除かれるものも規制の対象となっています。厚生労働大臣が安全性を確認して、指定した添加物（指定添加物）だけを使用させるポジティブリスト方式によって指定されています。

　食品添加物の指定の手続きは、1996年厚生労働省衛生局の通知「食品添加物の指定および使用基準改正に関する指針」（以下、指針）に示されています。

　食品添加物の条件のひとつは、「消費者に何らかの利点を与えるものでなければならない」とされています。利点は、以下の4つのいずれかに該当することが実証、または確認されていることが必要です。

①食品の製造工程、品質の改良に使用できる（消泡剤、膨張剤、乳化剤、増粘剤など）。

②食品の栄養価を維持するもの（ビタミン、ミネラル、アミノ酸など）

③食品の品質を保持、腐敗・変質を防止できる（保存料、防カビ剤、殺菌剤、酸化防止剤、防虫剤）。

④香味・色調など食品の官能的性質を調整できる（甘味料、調味料、香料、着色料、発色剤、漂白剤など）。

安全性の評価

　化学物質は、摂取量によってはヒトに有害な作用を及ぼすことが知られています。食品添加物も化学物質であるため、一定以上摂取すると、有害作用が表れる可能性は否定できません。そのため、医薬品と同様に特定の目的で意図的に使用されることが必要で、安全性の確認が必要となります。食品衛生法の食品添加物に関する指針では、食品添加物の条件に「人の健康を損なう恐れがないこと」としており、「食品添加物の安全性が要請された使用方法において、実証または確認されること」としています。このため、食品添加物の指定よりも前に、安全性の評価が実施されています。

　食品添加物の指定を要請する時は、毒性試験、繁殖試験、催奇形性試験、変異原性試験、発がん性試験、抗原性試験、一般薬理試験、食品添加物の体内動態等に関する資料が必要になります。これらの試験データを踏まえ、食品添加物として指定してもよいと判断されたときは、1年間反復投与毒性試験、繁殖試験、催奇形性試験の最大無毒性量（NOAEL）に基づい

て食品安全委員会が1日摂取許容量（ADI）を設定し、この1日摂取許容量を超えない範囲で対象食品に添加してよい上限濃度が決められることで、**使用基準**における、使用量の限度が設定されます。

こうした一連の安全性の確認は、ラットやマウス等の動物実験に頼らざるを得ないため、食品添加物の使用は、その種類と使用量を必要最小限にするという観点が重要と言えます。

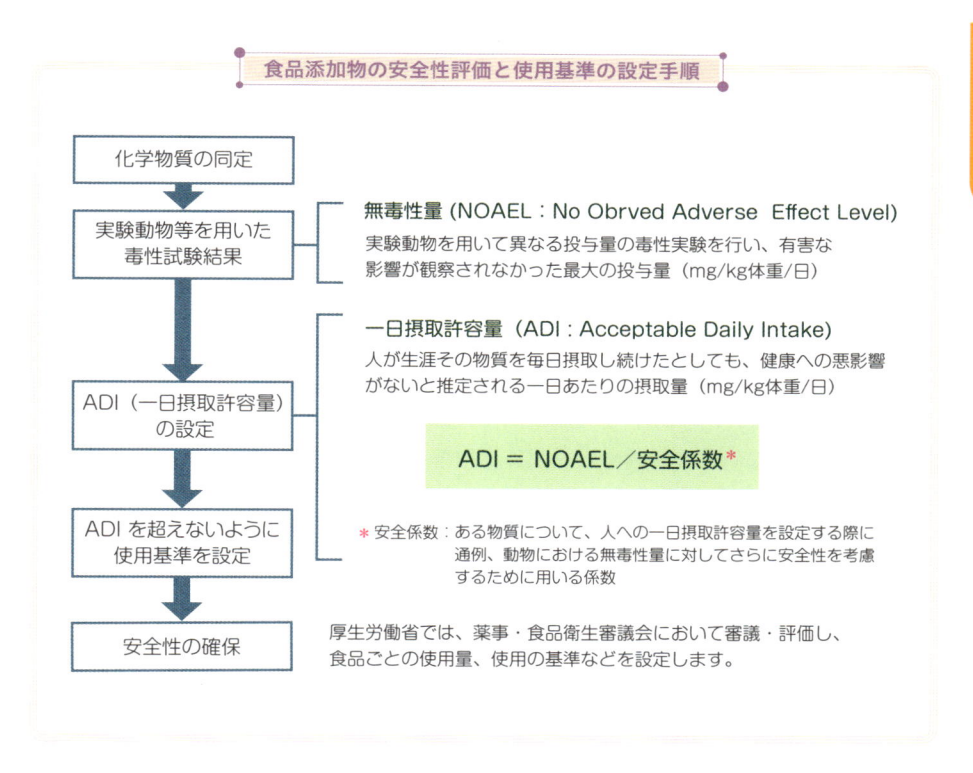

食品添加物の安全性評価と使用基準の設定手順

化学物質の同定

実験動物等を用いた毒性試験結果

無毒性量（NOAEL：No Obrved Adverse Effect Level）
実験動物を用いて異なる投与量の毒性実験を行い、有害な影響が観察されなかった最大の投与量（mg/kg体重/日）

ADI（一日摂取許容量）の設定

一日摂取許容量（ADI：Acceptable Daily Intake）
人が生涯その物質を毎日摂取し続けたとしても、健康への悪影響がないと推定される一日あたりの摂取量（mg/kg体重/日）

$$ADI = NOAEL／安全係数^{*}$$

ADIを超えないように使用基準を設定

＊安全係数：ある物質について、人への一日摂取許容量を設定する際に通例、動物における無毒性量に対してさらに安全性を考慮するために用いる係数

安全性の確保

厚生労働省では、薬事・食品衛生審議会において審議・評価し、食品ごとの使用量、使用の基準などを設定します。

重要語句

使用基準：食品添加物を使用できる対象食品、使用量または残存量、使用目的、使用方法などを規定したもの。なお、安全性が高いとみられる添加物には使用基準は設定されない。
添加物のリストは、http://www.ffcr.or.jp/ を参照のこと。

食品添加物の指定制度

　日本で使用が認められている食品添加物は、指定添加物、既存添加物、天然香料、一般飲食物添加物の4種類があります。食品添加物は、化学的合成品、天然物に関わらず原則として指定添加物以外の使用は禁止されています。指定添加物は、464品目が登録されています（2020年1月15日現在）。

指定添加物：安全性を評価した上で厚生労働大臣が指定したもの。
既存添加物：1995年までは天然添加物として許可されていた添加物。1995年の食品衛生法改正前までは天然物は指定対象から除外されていました。当初489品目が対象となっていましたが、その後、安全性に問題があるものや使用実態がないものが削除されています。
天然香料：動植物から得られる天然の物質で、食品に香りをつける目的で使用されるもの。
一般飲食物添加物：一般に食品として飲食に供されているもの。

食品添加物の規格と基準

　食品添加物は、品目ごとに成分の規格、保存、製造、使用等の方法について基準が定められており、適合しない添加物の製造、販売、使用等は禁止されます。食品添加物の規格や基準は「食品添加物公定書」に収載されています。

食品添加物の表示

　食品添加物を使用した場合、食品表示法により表示が義務付けられています。
　表示方法は、原則として使用した添加物の物質名（別名、簡略名、類別名）を表示します。また、保存料、防かび剤、酸化防止剤、発色剤、漂白剤、着色剤、甘味料、増粘剤（安定剤、ゲル化剤、糊料）の用途で使用した添加物は、物質名に用途名を併記することとなっています。例えば、ソルビン酸を保存料として使用した場合「保存料（ソルビン酸）」と表記されます。
　なお、一部の用途の添加物は、通常複数の添加物を配合して使用するため、一括名による表示が認められています。この場合「用途名（添加物のグループ名）」を表示します。例えば、「調味料（アミノ酸等）」という表示になります。その他、食品添加物の表示が免除される場合もあります。

食品添加物の表示免除

単食品表示の免除	免除の理由	食品添加物例
加工助剤	食品の加工工程で使用するが、食品の完成前に除去されたり、最終的にごくわずかな量しか存在せず、食品に影響を与えないもの	油脂製造時に使用されたヘキサン、プロセスチーズ製造時に用いた炭酸水素ナトリウムなど
キャリーオーバー	食品製造の原材料に含まれるが、最終食品では量が少なく、効果を示さないもの	パンの製造に使用するバターに含まれている酸化防止剤
栄養強化剤	通常の食品に含まれる成分であり、FAO*/WHO**などにおいて食品添加物として扱っていないもの	ビタミン類、アミノ酸類、無機質類
小包装食品	表示面積が狭く、表示が難しいもの	
バラ売り食品	包装されていないので、表示が難しいもの	

*　FAO　：国際連合食料農業機関
**WHO：世界保健機関

一括名による表示が認められている用途

香料	調味料	酸味料
苦味料	光沢剤	乳化剤
膨張剤	pH調整剤	酵素
チューインガム軟化剤	イーストフード	ガムベース
かんすい	豆腐凝固剤	

3級 第9章 食品添加物

食品添加物の種類と用途

（1）保存料

保存料は、食品中の微生物の増殖を抑制することで腐敗や変質を防止し、食中毒を予防する目的で使用されています。

安息香酸、ソルビン酸、デヒドロ酢酸、パラオキシ安息香酸エステル類、ナイシンなど。

（2）防カビ剤

輸入かんきつ類やバナナなどの輸送、貯蔵中にカビの発生を防止するものです。海外では、ポストハーベスト農薬として取り扱われていますが、日本では添加物に分類されています。食品のバラ売りの場合でも値札や棚などに物質名と用途名の記載が必要です。

イマザリル、オルトフェニルフェノール（OPP）、ジフェニル、チアベンダゾールなど。

（3）殺菌料

保存料よりも作用が強く、微生物を死滅させる目的で使用されているものです。食品、飲料水、食器、食品製造用機器・装置などに使用されています。

次亜塩素酸ナトリウム、高度サラシ粉、過酸化水素、過酢酸製剤など。

（4）酸化防止剤

油脂や油脂を多く含む食品は、貯蔵中などに酸化し過酸化物を生じて、異臭や胃腸障害等の健康被害をもたらすことから、酸素による食品の品質低下を防止する目的で使用されています。

また、酸化による褐変や変色によって食品の価値が低下を防ぐことでも使用されています。酸化防止剤の多くはフェノール性化合物で2種類以上併用するほうが効果的であり、クエン酸などの有機酸を用いることで効果が強くなります。また、**静菌**や漂白作用のある亜硫酸塩も酸化防止の目的で広く使用されています。

（5）着色料

食品に着色することで好ましい色調を与え、食品加工に伴う変色や退色を補うことを目的に使用されます。合成着色料と天然着色料に大別されます。合成着色料はタール色素とその他に分けられ、タール色素では、黄色4号、赤色102号、黄色5号がよく利用されています。

天然着色料としては、カラメル色素、ウコン色素などがあります。

（6）発色剤

発色剤は、食品中の色素と反応してその色を安定化する働きがあり、食品本来の色を長く保持するために使用されます。

亜硫酸ナトリウム、硝酸ナトリウム、硝酸カリウム。

（?）**用語解説** 　静菌：微生物の活動を抑え、増殖や発育を抑制すること。

(7) 漂白剤

食品中の色素や褐変物質等を脱色する目的で使用されています。酸化作用によるものと還元作用によるものがあり、酸化漂白剤は、亜塩素酸ナトリウムのみです。還元漂白剤には、亜硫酸ナトリウム、次亜硫酸ナトリウム、二酸化硫黄などがあります。

(8) 甘味料

甘味料は、食品に甘味や風味を与える目的で使用されます。もともと安価でしたが、最近は、摂取エネルギー量の抑制や虫歯予防などを目的に加工食品でよく利用されています。

合成甘味料：アステルパーム、サッカリン、アドバンテーム、スクラロースなど。

天然物由来の甘味料：キシリトール、D-ソルビトールなど。

(9) 調味料

食品にうま味を与えるもので、アミノ酸、核酸、有機酸、無機塩があります。指定添加物と、既存添加物があります。このうち、L-グルタミン酸カルシウム、クエン酸カルシウム、乳酸カルシウム、D-マンニトールに使用基準があります。日本においては最も使用量の多い添加物であり、特にL-グルタミン酸ナトリウムは調味料使用量全体の約85%を占めています。

(10) 香料

食品に香りをつける目的で使用され、指定添加物と天然香料で700品目以上の使用が認められています。指定添加物の中には、エステル類、イソチオシアネート類と総称で登録されているものが含まれており、食品に使用される合成香料の総数は3000種類を超えています。

香料は通常複数の香料を混合して使用され、使用料の制限は設けられていません。

(11) 栄養強化剤*

アミノ酸、ビタミン、ミネラルの3種類の栄養成分を強化するものです。必須アミノ酸では、L-ロイシンを除く8種が指定添加物とされているほか、既存添加物にL-ロイシン、L-リジン、L-ヒスチジンがあります。ビタミン類は、指定添加物としてビタミンA、B_1、B_2、B_6、葉酸、ナイアシン、ビオチン、パントテン酸、D、E及びこれらの誘導体などが指定されています。一部に使用基準が定められていますが、栄養強化のための添加物は、表示が免除されています。

(12) その他の食品添加物

その他の食品添加物として、増粘剤、乳化剤、結着剤など多くの種類があります。

食品添加物の種類を用途別に分類すると次表のようになります。

メモ

*栄養強化剤：国際的な添加物の評価機関であるFAO/WHO合同食品添加物専門家委員会（JECFA）では、栄養強化剤は、食品添加物としていません。

指定添加物の用途別分類

食品の品質を保つもの	保存料、防カビ料、殺菌料、酸化防止剤、表面処理剤、防虫剤、被膜剤
食品の嗜好性を高めるもの	着色料、発色剤、漂白剤、色調調整剤、甘味料、調味料、酸味料、香料
食品の製造・加工に用いるもの	増粘剤、乳化剤、品質改良剤、品質保持剤、結着剤、小麦粉処理剤、消泡剤、膨張剤、pH調整剤、製造用剤、醸造溶剤、豆腐凝固剤など
食品の栄養成分を補うもの	栄養強化剤

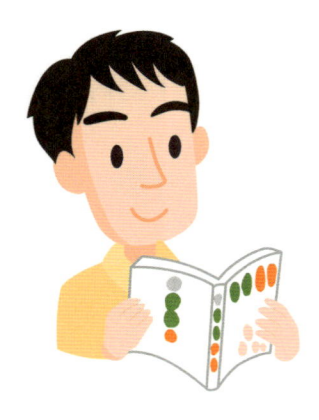

第 **10** 章

ライフステージ別の栄養

・・・・・・・・・・・・・・学習のポイント・・・・・・・・・・・・・

ライフステージ（性、年代）別の課題と必要となる栄養素や食事のとり方について学びます。

- ●妊娠期に注意すべき点と必要となる栄養素について理解する。
- ●授乳期の母親の栄養と母乳に含まれる栄養素について理解する。
- ●乳児期の栄養について理解する。
- ●幼児期の特徴と必要となる栄養素、食べ方の注意点を理解する。
- ●学童期の特徴と必要となる栄養素、食べ方の注意点を理解する。
- ●思春期の特徴と必要な栄養素を理解する。
- ●成人期の特徴と食べ方の注意点について理解する。
- ●高齢期の特徴と必要な栄養素、注意点について理解する。

妊娠期の栄養

（1）妊娠期

　妊娠は、受精した卵子が子宮内膜に着床してから出産するまでをいいます。ヒトでは、受精から出産まで約266日かかり、直径0.1mmほどの受精卵が身長約50㎝、体重約3kgに成長します。「日本人の食事摂取基準」2020年版では、妊娠13週6日までを妊娠初期、14週0日〜27週6日を妊娠中期、28週0日以上を妊娠後期としています。妊娠時は、胎児の発育に必要なエネルギーやたんぱく質をとる必要があります。しかし、妊娠期に特有の疾病にならないよう肥満にも注意が必要です。

　一方で、妊娠前の**体格区分**が「やせ」や「ふつう」で妊娠中の体重増加量が、少ない（7kg未満）女性から生まれた児では、低出生体重児となるリスクが高くさらに将来、生活習慣病になりやすい可能性も示唆されています。妊娠時は、体重の増えすぎだけではなく、やせにも注意が必要です。

　妊娠期に特徴的な疾患は、鉄欠乏性貧血、妊娠高血圧症候群、妊娠糖尿病などがあります。

妊娠期における特徴的な疾患

疾患	定義など
鉄欠乏性貧血	胎児や胎盤の発育、母体の赤血球増加により体内の貯蔵鉄を使うため鉄が不足すると、赤血球の生成が妨げられ鉄欠乏性貧血となります。動物性食品に含まれるヘム鉄は、植物性食品に含まれる非ヘム鉄より吸収率が高いです。非ヘム鉄を摂取する時は、たんぱく質やビタミンCも一緒に摂取すると吸収率が高まります。また、緑茶などに多く含まれるタンニンは、食品中の鉄の吸収を妨げます。
妊娠高血圧症候群	妊娠20週以降、分娩後12週までに高血圧が見られる場合、または高血圧によるたんぱく尿を伴う場合のいずれかで、かつ妊娠偶発合併症によらないものをいいます（日本産科婦人科学会による定義）。母体高年齢、肥満、多胎などの場合に危険性が高まります。
妊娠糖尿病	妊娠中に初めて発症した糖尿病に至っていない糖代謝異常をいいます（日本糖尿病、妊婦学会による定義）。高血糖を予防し、血糖の変動を少なくするためには、1日4〜6回食にすることが有効な方法とされています。

　体格区分：「妊産婦のための食生活指針（2006年）」では、BMI18.5未満を「やせ」、18.5以上25.0未満を「ふつう」、25.0以上を「肥満」としています。

妊婦と授乳婦の食事摂取基準（抜粋）

エネルギー・栄養素		策定項目	非妊娠時	妊娠時（負荷量）	授乳婦
エネルギー（kcal/日）		推定エネルギー 必要量	18〜29歳　2,000 30〜49歳　2,050	初期　　＋50 中期　＋250 後期　＋450	＋350
たんぱく質（g/日）		推奨量	50	初期　　＋0 中期　　＋5 後期　＋25	＋20
脂質	n-6系脂肪酸（g/日）	目安量	8	9	10
	n-3系脂肪酸（g/日）		1.6	1.6	1.8
食物繊維（g/日）		目標量	18以上	18以上	18以上
ビタミンA（μgRAE/日）		推奨量	18〜29歳　650 30〜49歳　700	初期・中期　＋0 後期　＋80	＋450
ビタミンB$_1$（mg/日）		推奨量	1.1	＋0.2	＋0.2
ビタミンB$_2$（mg/日）		推奨量	1.2	＋0.3	＋0.6
ナイアシン（mgNE/日）		推奨量	18〜29歳　　11 30〜49歳　　12	＋0	＋3
ビタミンB$_6$（mg/日）		推奨量	1.1	＋0.2	＋0.3
ビタミンB$_{12}$（μg/日）		推奨量	2.4	＋0.4	＋0.8
葉酸（μg/日）		推奨量	240	＋240	＋100
ビタミンC（mg/日）		推奨量	100	＋10	＋45
食塩相当量（g/日）		目標量	6.5未満	＋0	＋0
マグネシウム（mg/日）		推奨量	18〜29歳　270 30〜49歳　290	＋40	＋0
鉄（mg/日）		推奨量	10.5	初期　＋2.5 中期・後期　＋9.5	＋2.5
亜鉛（mg/日）		推奨量	8	＋2	＋4
銅（mg/日）		推奨量	0.7	＋0.1	＋0.6
ヨウ素（μg/日）		推奨量	130	＋110	＋140
セレン（μg/日）		推奨量	25	＋5	＋20
モリブデン（μg/日）		推奨量	25	＋0	＋3

エネルギーは、身体活動量Ⅱの場合。推奨量については、負荷量を設定。
資料：「日本人の食事摂取基準」2020年版

（2）妊産婦に必要な栄養

　「日本人の食事摂取基準」2020年版では、妊産婦に必要なビタミン、ミネラルについて付加量が定められています。

◆葉酸

　　妊娠4〜5週ころに脳や脊髄などの中枢神経系の神経管が作られますが、この時期に葉酸が不足していると、神経管閉鎖障害となり二分脊椎症の原因となります。妊娠4〜5週は、妊婦がまだ妊娠に気づいていないことが多い時期となるため、妊娠の可能性がある女性は、日頃から葉酸が不足しないよう心がけることが大切です。

◆鉄

鉄欠乏性貧血を防ぐため、鉄の摂取を増やし、鉄の吸収率を向上させるたんぱく質やビタミンCの摂取が必要です。

◆カルシウム

妊娠中は、腸管からのカルシウムの吸収率が著しく上昇します。そのため、食事摂取基準においてカルシウムの付加量は設定されていません。ただし、非妊娠時においてもカルシウムは不足気味となっていますので、多めにとることが大切です。

授乳期の栄養

（1）授乳期

乳児に授乳する時期を授乳期といいます。授乳期には、産褥期（さんじょくき）を含みます。

（2）授乳婦の栄養

分娩により消耗した体力の回復のため、また育児のための労働量の増加や乳汁の分泌などから、授乳婦は高エネルギー、高たんぱく質、ビタミン・ミネラルの豊富な食事が必要です。ただし、授乳しない場合はエネルギーの取り過ぎに注意します。また、日本人の食事摂取基準2020年版にカルシウムの付加量は示されていませんが、出産後は妊娠中に比べてカルシウムの吸収率が下がることや授乳でカルシウムが減少することから、十分な摂取が必要です。

（3）母乳の栄養

母乳は、乳児が消化・吸収しやすく成長発達や免疫力を高める因子、感染防止因子などを含んでおり、可能な限り母乳を与えることが望ましいとされています 。しかし、母乳の質は母体の栄養状態に左右され、授乳には体力も必要であることから、母体の体調を十分考慮して無理のないようにすることが大切です。

分娩後の数日間に分泌される母乳は初乳といい、黄色味を帯びており、たんぱく質やミネラルが多く含まれています。特に神経系の発達に必要とされるタウリン、感染防御に働くラクトフェリン、細菌やウイルス感染の予防に働く分泌型免疫グロブリンA、リゾチームなどを豊富に含んでいます。分娩後、10〜15日ほどで成乳となると、初乳に比べて乳糖や脂質が多く含まれるようになります。

授乳期の食生活の注意点
３食以外に１〜２回補食の機会を設ける。
育児不安や育児の忙しさなどから食事がおろそかになっている時は、調理済み食品を利用するなどして気持ちをリラックスさせる。
食物繊維は、腸内の有害物質を吸着して体外に排泄する働きがあるので、いも類、豆類、野菜類、きのこ類、藻類などを積極的に摂取する。
アルコールは、乳汁に移行するので、飲酒後２時間程度は授乳を避けることが望ましい。カフェインも乳汁に移行するため、多量摂取は避ける。

（4）乳児期の栄養

　乳児は、生後1年未満をさします。乳児期の前半（生後5〜6か月まで）の栄養源は、おもに乳汁です。乳汁栄養は、母乳、人工乳、混合栄養の3種類があります。生後5〜6か月を過ぎるとたんぱく質やミネラルなどの栄養素が不足します。乳汁以外の食べ物の摂取が必要になるので離乳食を開始し、離乳の完了は、12〜18か月ころとされています。

乳児の食事摂取基準（抜粋）

エネルギー・栄養素		策定項目	0〜5（月）		6〜8（月）		9〜10（月）	
			男児	女児	男児	女児	男児	女児
エネルギー（kcal/日）		推定エネルギー必要量	550	500	650	600	700	650
たんぱく質(g/日)		目安量	10		15		25	
脂質	n-6系脂肪酸(g/日)	目安量	4		4		4	
	n-3系脂肪酸(g/日)		0.9		0.8		0.8	
ビタミンA（μgRAE/日）		目安量	300		400		400	
ビタミンB_1(mg/日)		目安量	0.1		0.2		0.2	
ビタミンB_2(mg/日)		目安量	0.3		0.4		0.4	
ナイアシン(mgNE/日)		目安量	2		3		3	
ビタミンB_6(mg/日)		目安量	0.2		0.3		0.3	
ビタミンB_{12}(μg/日)		目安量	0.4		0.5		0.5	
葉酸(μg/日)		目安量	40		60		60	
ビタミンC（mg/日）		目安量	40		40		40	
食塩相当量(g/日)		目安量	0.3		1.5		1.5	
カルシウム(mg/日)		目安量	200		250		250	
マグネシウム(mg/日)		目安量	20		60		60	
亜鉛(mg/日)		目安量	2		3		3	
銅(mg/日)		目安量	0.3		0.3		0.3	
ヨウ素(μg/日)		目安量	100		130		130	
セレン(μg/日)		目安量	15		15		15	
モリブデン(μg/日)		目安量	2		3		3	

エネルギーは、身体活動量IIの場合。
資料：「日本人の食事摂取基準」2020年版

3級 第10章 ライフステージ別の栄養

? 語句解説　　産褥期（さんじょくき）：妊娠、分娩を経て、母体が妊娠前の状態に戻るまでの産後6〜8週をいいます。

成長期の栄養

(1) 幼児期

　幼児期は、満1歳から小学校入学までをさします。成人と比べると体重1kgあたりのエネルギーやたんぱく質などの必要量は、成人の2〜3倍となります。特にたんぱく質は、筋肉や臓器の材料となるため重要です。その他、血液の成分となる鉄、骨や歯の発育に必要なカルシウム、ビタミンDも十分にとることが必要です。この時期の子供は、1食で食べることのできる量が少ないため、間食も含め1日4〜5食に分けて食べるようにします。

　毎回の食事は、主食、主菜、副菜を組み合わせや栄養バランスを整えるとともに、味覚が発達する時期でもあるため、素材の味がわかる薄味とし、様々な食品を経験させることが大切です。

幼児期の食事摂取基準（抜粋）

エネルギー・栄養素	策定項目	1〜2歳		3〜5歳	
		男子	女子	男子	女子
エネルギー（kcal/日）	推定エネルギー必要量	950	900	1,300	1,250
たんぱく質(g/日)	推奨量	20		25	
ビタミンA(μgRAE/日)	推奨量	400	350	450	500
ビタミンB$_1$(mg/日)	推奨量	0.5		0.7	
ビタミンB$_2$(mg/日)	推奨量	0.6	0.5	0.8	
ナイアシン(mgNE/日)	推奨量	6	5	8	7
ビタミンB$_6$(mg/日)	推奨量	0.5		0.6	
ビタミンB$_{12}$(μg/日)	推奨量	0.9		1.1	
葉酸(μg/日)	推奨量	90		110	
ビタミンC(mg/日)	推奨量	40		50	
食塩相当量(g/日)	目標量	3.0未満		3.5未満	
カルシウム(mg/日)	推奨量	450	400	600	550
マグネシウム(mg/日)	推奨量	70		100	
鉄(mg/日)	推奨量	4.5		5.5	
亜鉛(mg/日)	推奨量	3		4	3
銅(mg/日)	推奨量	0.3		0.4	0.3
ヨウ素(μg/日)	推奨量	50		60	
セレン(μg/日)	推奨量	10		15	10
モリブデン(μg/日)	推奨量	10		10	

エネルギーは、身体活動量Ⅱの場合。
資料：「日本人の食事摂取基準」2020年版

（2）学童期

　学童期は、小学校1～6年生をいいます。学童期は身体的成長がめざましく、活動量も増加するため、発育に必要なエネルギー、たんぱく質、脂質、各種ビタミンやミネラルなどが不足しないように注意することが大切です。また、学童期の終わりころから女子は月経が始まるため、男子よりも鉄の摂取を心がける必要があります。

　最近の小学生は、咀嚼力が低下しているため、食物繊維の多い豆類、海藻、野菜類など咀嚼回数が多くなるような食べ物や調理法の選択を心がけることも大切です。また、塾通いなどで夜型生活の子供が増え、朝食欠食が問題となっています。肥満、糖尿病、脂質異常症などの生活習慣病予備群が小学生にも増加しているため、バランスのよい食事や適切なエネルギー量の食事などに気を配ることが必要です。

3級 第10章 ライフステージ別の栄養

学童期の食事摂取基準（抜粋）

エネルギー・栄養素	策定項目	6～7歳		8～9歳		10～11歳	
		男子	女子	男子	女子	男子	女子
エネルギー（kcal/日）	推定エネルギー必要量	身体活動レベル I 1,350 II 1,550 III 1,750	身体活動レベル I 1,250 II 1,450 III 1,650	身体活動レベル I 1,600 II 1,850 III 2,100	身体活動レベル I 1,500 II 1,700 III 1,900	身体活動レベル I 1,950 II 2,250 III 2,500	身体活動レベル I 1,850 II 2,100 III 2,350
たんぱく質(g/日)	推奨量	30		40		45	50
食物繊維(g/日)	目標量	10以上		11以上		13以上	
ビタミンA(μgRAE/日)	推奨量	400		500		600	
ビタミンB₁(mg/日)	推奨量	0.8		1.0	0.9	1.2	1.1
ビタミンB₂(mg/日)	推奨量	0.9		1.1	1.0	1.4	1.3
ナイアシン(mgNE/日)	推奨量	9	8	11	10	13	10
ビタミンB₆(mg/日)	推奨量	0.8	0.7	0.9		1.1	
ビタミンB₁₂(μg/日)	推奨量	1.3		1.6		1.9	
葉酸(μg/日)	推奨量	140		160		190	
ビタミンC(mg/日)	推奨量	60		70		85	
食塩相当量(g/日)	目標量	4.5未満		5.0未満		6.0未満	
カルシウム(mg/日)	推奨量	600	550	650	750	700	750
マグネシウム(mg/日)	推奨量	130		170	160	210	220
鉄(mg/日)	推奨量	5.5		7.0	7.5	8.5	
亜鉛(mg/日)	推奨量	5	4	6	5	7	6
銅(mg/日)	推奨量	0.4		0.5		0.6	
ヨウ素(μg/日)	推奨量	75		90		110	
セレン(μg/日)	推奨量	15		20		25	
モリブデン(μg/日)	推奨量	15		20	15	20	

エネルギーは、身体活動量IIの場合。
資料：「日本人の食事摂取基準」2020年版

（3）思春期

　思春期は、女子では、8〜9歳から17〜18歳、男子では、10〜11歳から18〜19歳をいいます。思春期は、身体の発達が急速で活動量も増え、基礎代謝量が一生を通じて最大となるため、多くの栄養素が必要となります。そのため、成長に必要なたんぱく質、カルシウムや血液に必要な鉄、鉄の吸収を促進するビタミンCの摂取が必要です。このほか、糖質のエネルギー代謝に必要なビタミンB₁・B₂、ナイアシン、視覚機能や成長促進に関与するビタミンA、カルシウムの吸収を助けるビタミンDなどが特に重要となります。

思春期の食事摂取基準（抜粋）

エネルギー・栄養素	策定項目	12〜14歳		15〜17歳	
		男子	女子	男子	女子
エネルギー（kcal/日）	推定エネルギー必要量	身体活動レベル Ⅰ 2,300 Ⅱ 2,600 Ⅲ 2,900	身体活動レベル Ⅰ 2,150 Ⅱ 2,400 Ⅲ 2,700	身体活動レベル Ⅰ 2,500 Ⅱ 2,800 Ⅲ 3,150	身体活動レベル Ⅰ 2,050 Ⅱ 2,300 Ⅲ 2,550
たんぱく質（g/日）	推奨量	60	55	65	55
食物繊維（g/日）	目標量	17以上		19以上	18以上
ビタミンA（μgRAE/日）	推奨量	800	700	900	650
ビタミンB₁（mg/日）	推奨量	1.4	1.3	1.5	1.2
ビタミンB₂（mg/日）	推奨量	1.6	1.4	1.7	1.4
ナイアシン（mgNE/日）	推奨量	15	14	17	13
ビタミンB₆（mg/日）	推奨量	1.4	1.3	1.5	1.3
ビタミンB₁₂（μg/日）	推奨量	2.4		2.4	
葉酸（μg/日）	推奨量	240		240	
ビタミンC（mg/日）	推奨量	100		100	
食塩相当量（g/日）	目標量	7.0未満	6.5未満	7.5未満	6.5未満
カルシウム（mg/日）	推奨量	1,000	800	800	650
マグネシウム（mg/日）	推奨量	290		360	310
鉄（mg/日）	推奨量	10	8.5（12.0）	10.0	7（10.5）
亜鉛（mg/日）	推奨量	10	8	12	8
銅（mg/日）	推奨量	0.8		0.9	0.7
ヨウ素（μg/日）	推奨量	140		140	
セレン（μg/日）	推奨量	30		35	25
モリブデン（μg/日）	推奨量	25		30	25

（　）内は、月経ありの場合の値。
資料：「日本人の食事摂取基準」2020年版

成人期の栄養

（1）成人期の特徴

　成人期は、20〜64歳までの期間をさします。20〜29歳までを青年期、30〜49歳までを壮年期、50〜64歳までを実年（中年）期といいます。この間徐々に身体機能の低下や精神的・心理的な変化による心身の不調を感じやすくなります。

　基礎代謝量、体力、栄養素の消化・吸収能力、脂肪合成能力、血糖の処理能力、運動機能や筋力が徐々に低下するほか、運動不足になりがちになります。日常生活や社会生活の環境も様々に変化が生じ、特に成人期の後半には生活習慣病などの疾病も発症しやすくなります。

　生活習慣病は、食習慣、運動習慣、喫煙、飲酒などの生活習慣が、その発症、進行に影響する疾患群とされ、糖尿病、脳卒中、心臓病、脂質異常症、高血圧、肥満などがあります。糖尿病や脂質異常症、高血圧などは重症な場合を除き、ほとんどが無症状のため放置しがちですが、糖尿病には、神経障害、網膜症、腎症などの合併症があり、高血圧は脳血管障害、脂質異常症は虚血性心疾患（狭心症や心筋梗塞）を引き起こす可能性が高まります。

　こうした生活習慣病は、食事、運動、飲酒、喫煙の習慣を見直すことで予防・改善する一次予防の考え方が重要です。また女性は、40代後半に入ると閉経が訪れます。卵巣ホルモンの産生・分泌は急激に減少し、内分泌の変化で代謝速度が落ち、消費エネルギーも減少するため、体重は増加しやすくなります。また骨量も急激に減少するため、骨粗しょう症のリスクが高まります。

（2）成人期の栄養

　生活習慣病の危険因子は、肥満のほかに高血圧、中性脂肪及びLDLコレステロールの高値、高血糖などがあります。健康診断などでこれらの数値を指摘されても、自分の健康問題として認識していない人が多いとの調査もあり、まずは自らの健康問題として認識し、自己管理能力を高めることが重要です。脂質過多、食塩過多にならないこと、外食時は単品ものを選ばずにできるだけ定食にする、飲酒はほどほどにし休肝日を設けるなどして自分の食生活を意識し、食事バランスガイドや食品の分類によるバランスのよい食べ方を参考に、日々の食事内容が偏らないよう心がけることが大切です。

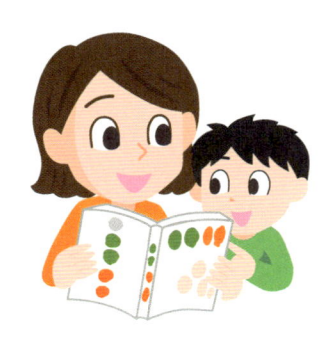

高齢期の栄養

　高齢期は、65歳以上をさします。高齢期には基礎代謝量の減少、胃液の分泌量の減少、血圧の上昇、肺のガス交換能力（酸素を取り込み、二酸化炭素を排出する能力）の低下、腎機能の尿の希釈能や濃縮能の低下などがみられるようになります。

　また、水や電解質の代謝能力と代謝速度が低下しのどの渇きを感じにくくなる一方で、脱水に弱くなります。たんぱく質、脂質、糖質、亜鉛など様々な栄養素の代謝機能も低下するため、必要な栄養素が吸収されず、不必要な栄養素が蓄積されるという状況になりがちです。このため、高齢期の食事は、エネルギーや脂質の過剰摂取を抑えつつ、必要な栄養素や水分は十分にとるということに気をつける必要があります。たんぱく質は、成人量と変わらない量、水分や食物繊維は、十分な摂取を心がけます。ビタミンについては、老化防止やがん予防に効果的とされているビタミンA、骨粗しょう症の予防に必要なビタミンD、抗酸化作用を持つビタミンEを十分に摂取することが大切です。そのほか、カルシウム、鉄などのミネラル、高血圧の予防としてカリウムを十分摂取し、食塩の摂取を制限することが重要です。

　特に75歳以上にあっては、食事量が減り低栄養となると筋肉量が減少するサルコペニアになりやすくなります。

　サルコペニアとは、フレイルの要因のひとつで、加齢に伴う筋肉量の減少によって筋力または運動機能の低下のいずれかが起こる状態です。転倒や骨折、寝たきりなどの要因にもなるため、筋肉量増加のための運動や、低栄養とならないための十分な栄養素の摂取が必要です。

　フレイルは、加齢に伴う機能の低下による身体の衰弱が原因でさまざまな健康障害に陥りやすく、介護が必要となる前の状態のことをいいます。筋力や身体機能の低下のほか、疲労感や活力の低下などもみられます。このため、たんぱく質、ビタミンD、カルシウム、ビタミンE、ビタミンCなどをしっかり摂取することが必要です。

　高齢者の食事は、まず食事を楽しむこと、咀嚼力や嚥下機能に配慮して噛みやすく消化しやすいものを選ぶこと、食事のリズムを規則正しくすることを心掛け、低栄養にならないよう、必要な栄養素を十分とるようにすることが大切です。

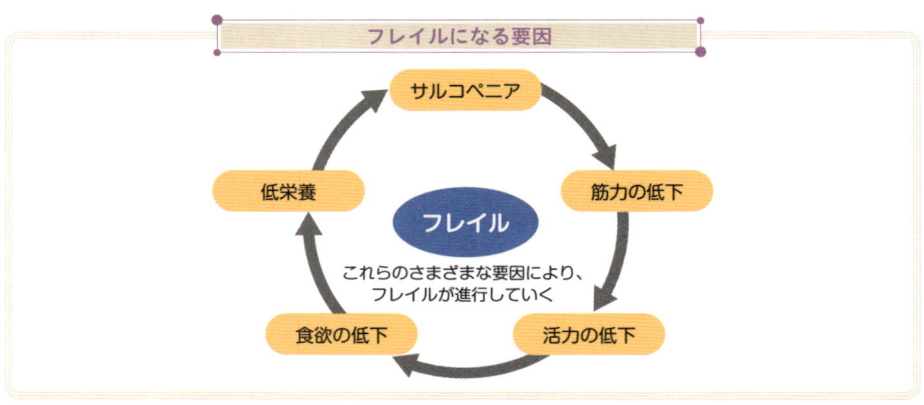

高齢者のための食事のポイント

食事を楽しむ

旬の食材を使った料理を楽しんだり、家族や友人と語らいながら食事をするなど、食事を楽しむことが、気持ちの活性化につながります。

噛みやすく、消化しやすいものを

咀嚼力や嚥下機能の低下を考慮して、軟らかい食品を選ぶ。「とろみ」をつけるなどして誤飲を防ぐ。刺激の強い味付けは、さけることが大切です。

食事のリズムを規則正しく

朝食と昼食が、一緒になることなどがないよう、朝昼夕の3回の食事を規則正しい時間に食べることで生活のリズムを整えることが大切です。

低栄養に気をつける

高齢期には、太り過ぎなどの栄養過剰な人がいる一方で、低栄養状態に注意しなければならない人もいます。必要な栄養素は、十分にとるようにしましょう。

高齢期の食事摂取基準（抜粋）

エネルギー・栄養素	策定項目	65～74歳		75歳以上	
		男性	女性	男性	女性
エネルギー（kcal/日）	推定エネルギー必要量	身体活動レベル I 2,050 II 2,400 III 2,750	身体活動レベル I 1,550 II 1,850 III 2,100	身体活動レベル I 1,800 II 2,100 III －	身体活動レベル I 1,400 II 1,650 III －
たんぱく質（g/日）	推奨量	60	50	60	50
食物繊維（g/日）	目標量	20以上	17以上	20以上	17以上
ビタミンA（μgRAE/日）	推奨量	850	700	800	650
ビタミンB$_1$（mg/日）	推奨量	1.3	1.1	1.2	0.9
ビタミンB$_2$（mg/日）	推奨量	1.5	1.2	1.3	1.0
ナイアシン（mgNE/日）	推奨量	14	11	13	10
ビタミンB$_6$（mg/日）	推奨量	1.4	1.1	1.4	1.1
ビタミンB$_{12}$（μg/日）	推奨量	2.4		2.4	
葉酸（μg/日）	推奨量	240		240	
ビタミンC（mg/日）	推奨量	100		100	
食塩相当量（g/日）	目標量	7.5未満	6.5未満	7.5未満	6.5未満
カルシウム（mg/日）	推奨量	750	650	700	600
マグネシウム（mg/日）	推奨量	350	280	320	260
鉄（mg/日）	推奨量	7.5	6.0	7.0	6.0
亜鉛（mg/日）	推奨量	11	8	10	8
銅（mg/日）	推奨量	0.9	0.7	0.8	0.7
ヨウ素（μg/日）	推奨量	130		130	
セレン（μg/日）	推奨量	30	25	30	25
モリブデン（μg/日）	推奨量	30	25	25	

資料：「日本人の食事摂取基準」2020年版

MEMO

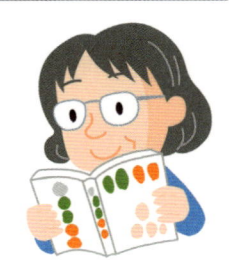

病気と栄養

・・・・・・・・・・・・・・ **学習のポイント** ・・・・・・・・・・・・・・

主な生活習慣病の内容とそれぞれの食事の注意点を学びます。

- メタボリックシンドロームの診断基準と食事の注意点を理解する。
- 糖尿病の内容と食事の注意点、グリセミックインデックスについて理解する。
- 脂質異常症の診断基準と特徴、食事の注意点を理解する。
- 慢性腎臓病の危険因子と食事の注意点を理解する。
- 痛風の内容と食事の注意点を理解する。
- 高血圧の内容と分類、食事の注意点、生活習慣の修正すべき点を理解する。
- 脂肪肝の原因と食事の注意点を理解する。
- 動脈硬化性疾患の内容と原因、食事の注意点について理解する。
- ストレス時の栄養の注意点を理解する。

第11章 病気と栄養

メタボリックシンドローム

メタボリックシンドロームとは、内臓脂肪の蓄積による肥満に高血圧、高血糖、脂質代謝異常が組み合わさり、心臓病や脳卒中などの動脈硬化性疾患をまねきやすい病態をいいます。内臓脂肪の蓄積に加えて脂質代謝異常、血圧高値、高血糖の2つ以上の項目に当てはまる場合に、メタボリックシンドロームと診断されます。

日本では、40～74歳を対象に特定健康診査・特定保健指導によりメタボリックシンドロームの該当者、またはその疑いがある人への生活指導が義務付けられています。内臓脂肪の蓄積は、ウエスト周囲径が男性85cm、女性90cmを超えているかどうかで診断します。

内臓脂肪は、皮下脂肪よりも溜まりやすく減りやすいという特徴があるため、食べ過ぎや運動不足を改善することで、メタボリックシンドロームを改善することができます。

メタボリックシンドロームの判断基準

内臓脂肪蓄積		内臓脂肪蓄積に加え、以下のうち2項目以上に該当	
ウエスト周囲径　　男性≧ 85cm 女性≧ 90cm （内臓脂肪面積　男女とも≧ 100cm²に相当）		高トリグリセライド血症 かつ/または 低HDLコレステロール血症	≧ 150mg/dL < 40mg/dL
		収縮期血圧 かつ/または 拡張期血圧	≧130mmHg ≧85mmHg
		空腹時高血糖	≧110mg/dL

資料：「メタボリックシンドロームの定義と診断基準」日本内科学会雑誌 第94巻 第4号

糖尿病

糖尿病は、インスリンの作用不足によって血糖値が高くなり、高血糖状態が慢性的に持続する代謝異常の疾患です。

糖尿病には1型と2型があります。1型は小児から思春期に発症することが多く、インスリンを分泌する膵臓のβ細胞が破壊されることで、インスリン不足となるものです。

2型は、食べ過ぎや運動不足といった生活習慣の乱れが原因となるもので、多くは成人してから発症します。2型糖尿病は、インスリンの分泌量が少ないインスリン分泌不全と、分泌はあるものの作用が低下しているインスリン抵抗性の両方がみられることが多くありま

す。日本人は、欧米人に比べてインスリン分泌能力が低く、糖尿病になりやすいといわれています。糖尿病は、合併症を引き起こす点が特に問題です。糖尿病の合併症として糖尿病網膜症、糖尿病腎症、糖尿病神経障害、糖尿病足病変、歯周病などがあります。

　食事は、栄養バランスを整えると共に、急激に血糖値を上げるような食べ物や食べ方を避け、体に負担の少ない食生活とすることが大切です。

□ グリセミック・インデックス（GI）ってなんだ？ □

　グリセミック・インデックス（GI）は、糖尿病の食事療法において食事の量的な面だけではなく、質的な面も考慮すべきとの考えから出た概念です。

　基準となる糖質を摂取した時の2時間後までの血糖曲線化面積に対する検査食品の比率を計算します。通常、基準食は、白パンが用いられますが、日本の主食である米飯を基準としたGI測定も試みられています。GIの高い食品は消化吸収が速く、血糖値の急な上昇をまねきやすいとされています。

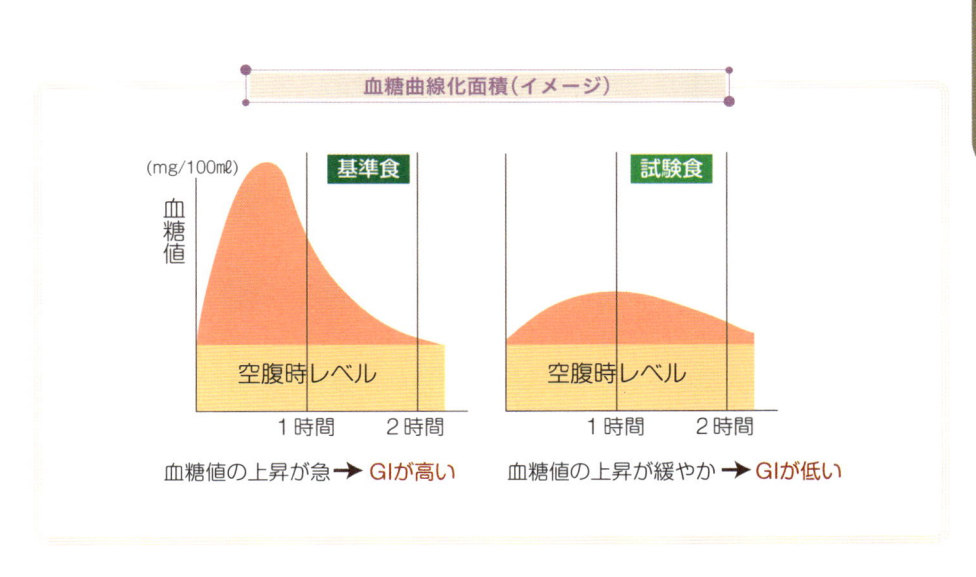

血糖曲線化面積（イメージ）

基準食　血糖値の上昇が急 ➡ GIが高い
試験食　血糖値の上昇が緩やか ➡ GIが低い

主食は、摂りすぎず適量を食べます。
食物繊維が多い雑穀などは、血糖値の上昇が緩やかになります。
パンよりもごはんが血糖値は上がりにくいため、パンの摂取には注意します。

主菜は、低脂肪のものを選びます。調理に使う油も控えるようにします。

副菜は、野菜、きのこ、海藻を使った料理にします。
いもやかぼちゃなどは、糖質が多いため少なくします。
調理に使う砂糖は控えるようにします。

乳製品は、低脂肪のものを毎日とるようにします。

果物は、糖質の少ないもの（柑橘類など）を毎日とります。

お酒は、控えるようにします。

脂質異常症

脂質異常症は、血液中の脂質が基準値を超え、異常な値を示した状態をいいます。この状態が進行すると、動脈硬化となり、心筋梗塞や脳梗塞の原因となります。

脂質異常症の多くは、過食、高脂肪食のとりすぎ、運動不足や肥満といった生活習慣の乱れが原因で発症します。脂質異常症は、高LDLコレステロール血症、低HDLコレステロール血症、高トリグリセライド（中性脂肪）血症のいずれかひとつ、あるいは複数に該当した場合をいいます。食事は、バランスのよい食事を心がけることや、摂取エネルギーを控え、適正な体重を保つこと、ビタミンやミネラル、食物繊維を十分にとること、動物性脂肪に多く含まれる飽和脂肪酸 をとりすぎないようにすることが大切です。LDLコレステロールが高い人は、コレステロールを多く含む食品を控えること、中性脂肪が高い人は、砂糖や果物などの糖質とアルコールを減らすことが重要です。

脂質異常症の判断基準（空腹時）

LDLコレステロール	140mg/dL 以上	高LDLコレステロール血症
	120〜139mg/dL	境界域高LDLコレステロール血症**
HDLコレステロール	40mg/dL 未満	低HDLコレステロール血症
トリグリセライド（中性脂肪）	150mg/dL 以上	高トリグリセライド血症
Non-HDL*コレステロール	170mg/dL 以上	高non-HDLコレステロール血症
	150〜169mg/dL	境界域高non-HDLコレステロール血症**

* 総コレステロール値からHDLコレステロール値を引いた値。
• 10時間以上の絶食を「空腹時」とする。ただし水やお茶などカロリーのない水分の摂取は可とする。
** スクリーニングで境界域高LDL-C血症、境界域高non-HDL-C血症を示した場合は、高リスク病態がないか検討し治療の必要性を考慮する。
• LDL-CはFriedewald式（TC-HDL-C-TG/5）または直接方で求める。
• TGが400mg/dL以上や食後採血の場合は、non-HDL-C（TC-HDL-C）かLDL-C直接方を使用する。ただしスクリーニング時に高TG血症を伴わない場合はLDL-Cとnon-HDL-Cの差が、＋30mg/dLより小さくなる可能性を念頭においてリスクを評価する。
資料：「動脈硬化性疾患予防のための脂質異常症診断ガイド 2018年版」日本動脈硬化学会

慢性腎臓病

慢性的に腎機能が低下した状態を慢性腎臓病（chronic kidnet disease: CKD）といいます。腎臓は、血液をろ過して老廃物を尿中に排出するほか、体液（水分量、電解質）の調節や血圧の調整に必要なホルモンをつくる働きがあります。

慢性腎臓病の重病化の危険因子としては、高齢、高血圧、尿蛋白異常、腎機能異常、糖尿病、脂質異常症、肥満、喫煙などが報告されており、生活習慣の改善などにより危険因子を減らすことが大切です。進行すると透析などが必要になります。

食事は、水分の過剰摂取を避ける、食塩摂取量を減らす、たんぱく質を制限し、リンやカリウムの摂取量の制限も必要になります。

痛風

痛風は、血液中の尿酸が増える高尿酸血症が原因で発生する関節炎です。高尿酸血症（血清尿酸値が7.0mg/dL以上）の状態が持続することで、血液に溶けきらなくなった尿酸が関節内に付着し激しい痛みを伴う炎症が起こります。尿酸は、細胞中のDNAやRNA、ATPなどのエネルギー伝達物質を構成するプリン体の最終代謝産物です。

プリン体は食品からも摂取しますが、体内でも作られ、肝臓で代謝され、腎臓でろ過されて尿酸として尿中に排泄されます。体内で作られるプリン体と食事から摂取する量に対し、尿による排出量が少ないと尿酸は血液中に蓄積されます。

食事は、摂取エネルギー量を適正にし、肥満傾向にある人は体重を減らすこと、プリン体を多く含む食品やアルコール飲料を避けること、水分を十分に摂取すること（1日2L以上）、食塩や甘味飲料の摂取量を控えること、野菜やいも類、海藻などを十分に摂取することが大切です。また最近では、乳製品（特に低脂肪乳製品）の摂取が痛風のリスクを低減すると報告されています。

食品に含まれるプリン体含有量

食品	100g中の総プリン体量（mg/100g）	1回あたりのプリン体量	
		プリン体（mg）	1回あたりの食品重量（g）
白米	25.9	20.7	80（ご飯1杯180g分）
玄米	37.4	29.9	80（ご飯1杯180g分）
大麦	44.3	4.4	10（大さじ1杯）
薄力粉	15.7	15.7	100（1カップ）
豆腐	31.1	31.1	100（1/3丁）
枝豆	47.9	19.2	40（50粒）
納豆	113.9	45.6	40（小1パック）
ピーナッツ	49.1	9.8	20（20粒）

? dL（デシリットル）：1Lの10分の1。100mlに相当します。
用語解説

食品	100g中の総プリン体量 （mg/100g）	1回あたりのプリン体量	
		プリン体(mg)	1回あたりの食品重量(g)
鶏卵	0.0	0.0	50(1個)
牛乳	0.0	0.0	200(1カップ)
チーズ	5.7	1.1	20(1枚)
ほうれん草(葉)	51.4	20.6	40
小松菜(葉)	10.6	4.2	40
ブロッコリー	70.0	35.0	50
もやし	35.0	17.5	50
ピーマン	2.4	1.2	50
ズッキーニ	13.1	6.5	50
かぼちゃ	56.6	28.3	50
えのきだけ	49.4	24.7	50
ひらたけ	142.3	71.2	50
舞茸	98.5	49.2	50
ブナシメジ	20.8	10.4	50
エリンギ	13.4	6.7	50
生椎茸	20.8	8.3	40(2個)
わかめ	262.4	5.2	2
もずく	15.4	0.3	2
ひじき	132.8	2.7	2
みそ(白)	48.8	4.9	10(大さじ1/2強)
醤油	45.2	2.7	6(小さじ1)
オイスターソース	134.4	8.1	6(小さじ1)
粉末スープ(コンソメ)	179.8	4.5	2.5(1食分)
だしの素	684.8	6.8	1(1回分)
豚肉 バラ	75.8	60.6	80
豚肉 ヒレ	119.7	95.8	80
豚肉 ロース	90.9	72.7	80
豚肉 レバー	284.8	227.8	80
牛肉 カタロース	90.2	72.2	80
牛肉 ヒレ	98.4	78.7	80
牛肉 モモ	110.8	88.6	80
牛肉 レバー	219.8	175.8	80
牛肉 タン	90.4	72.4	80
鶏肉 手羽	137.5	110.0	80
鶏肉 ササミ	153.9	123.1	80
鶏肉 モモ	122.9	98.3	80
鶏肉 レバー	312.2	249.8	80
羊肉 ラム	93.5	74.8	80
カツオ	211.4	169.1	80(刺身5切)
マグロ	157.4	125.9	80
サワラ	139.3	111.5	80
マダイ	128.9	103.1	80
ヒラメ	133.4	66.7	50(刺身5切)
マアジ	165.3	115.7	70(中1尾150g)
ブリ	120.8	96.7	80

食品	100g中の総プリン体量 （mg/100g）	1回あたりのプリン体量	
		プリン体（mg）	1回あたりの食品重量（g）
サケ	119.3	95.5	80
スズキ	119.5	95.6	80
マイワシ	210.4	105.2	50（1尾100g）
サンマ	154.9	154.9	100（1尾150g）
カズノコ	21.9	6.6	30（1本）
明太子	159.3	31.9	20（1／4腹）
イクラ	3.7	0.7	20
スルメイカ	186.8	186.8	100（1/2杯強）
タコ	137.3	68.7	50g
大正エビ	273.2	136.6	50（2尾）
ホタテ	76.5	45.9	60
アサリ	145.5	50.9	35（5個）
カキ	184.5	110.7	60（3個）
干物 マイワシ	305.7	244.5	80g（2尾）
干物 マアジ	245.8	147.5	60（中1尾90g）
干物 サンマ	208.8	187.9	90（1尾130g）
しらす干し	471.5	9.4	2
カツオブシ	493.3	4.9	1
缶詰 ツナ	116.9	35.1	30
焼きちくわ	47.7	14.3	30

資料：「高尿酸血症・痛風の治療ガイドライン第3版」（日本痛風・核酸代謝学会ガイドライン改訂委員会）
154-160（2018）診断と治療社より抜粋

高血圧

　血圧は、血液によって血管壁にかかる圧力のことで、血圧が高い状態が続くと動脈硬化を引き起こします。高血圧は、遺伝的要因や喫煙、運動不足、飲酒、ストレス、不眠、肥満が重なっておこりますが、自覚症状がほとんどなく進行するため注意が必要です。食事は、ナトリウム（食塩）の摂取を減らすと同時に、ナトリウムの尿中排泄を促すカリウムを多く含む野菜や果物を積極的にとるようにします。また、肥満傾向の場合は、エネルギー摂取量に注意し減量を心がけるようにします。

成人における血圧値の分類

	収縮期血圧		拡張期血圧
正常血圧	<115	かつ	<75
正常高値血圧	115〜124	かつ	<75
高値血圧	125〜134	かつ/または	75〜84
I度高血圧	135〜144	かつ/または	85〜89
II度高血圧	145〜159	かつ/または	90〜99
III度高血圧	≧160	かつ/または	≧100
収縮期高血圧	≧135	かつ	<85

・家庭での血圧値
資料：「高血圧治療ガイドライン2019」日本高血圧学会

- 食塩は6g/日未満に。
- 野菜・果物は積極的にとる。
- 飽和脂肪酸、コレステロールの摂取を控える。
- 低脂肪乳製品を積極的にとる。
- BMIは25未満を維持する。
- 軽強度の有酸素運動を毎日30分、または180分/週以上行う。
- お酒をひかえる。
- 禁煙

脂肪肝

　肝臓は、栄養素の代謝や解毒など重要な働きを担っており、体のなかで最も大きな臓器です。脂肪肝は、肝細胞内に中性脂肪が溜まりすぎた状態で、肥満、過食、糖尿病、過度な飲酒により起こります。食生活は、エネルギー摂取量を抑えること、たんぱく質をしっかりとること、脂質の摂取を減らし、魚などn-3系多価不飽和脂肪酸の摂取量を増やすこと、夕食の過食を避けることなどが大切です。

動脈硬化性疾患

　動脈硬化性疾患とは、動脈硬化を原因として発症する疾患で、狭心症・心筋梗塞などの冠動脈疾患、脳梗塞・脳出血などの脳血管疾患などの病気をいいます。動脈硬化は、食事、喫煙、運動不足といった生活習慣の乱れやストレス、疲労、加齢、肥満、高血圧、脂質異常症、糖尿病などが重なると発症しやすくなります。動脈硬化は動脈壁の弾力が失われて硬くなることで、血管の内膜にコレステロールなどが入り込んでプラークが形成されます。動脈硬化が進むと血管の内側が狭くなり血流が悪くなります。

　食事は、肥満傾向にある人は、適正体重となるよう摂取エネルギーを適切にすること、食塩摂取量を制限すること、野菜や果物をとること（カリウムの摂取）、コレステロール摂取量を制限すること、大豆製品や魚を多くとること、食物繊維の摂取を増やすことが重要です。ただし、症状により薬を服用している場合は、摂取量に制限がある栄養素もあるため、医師の指示に従うことが大切です。

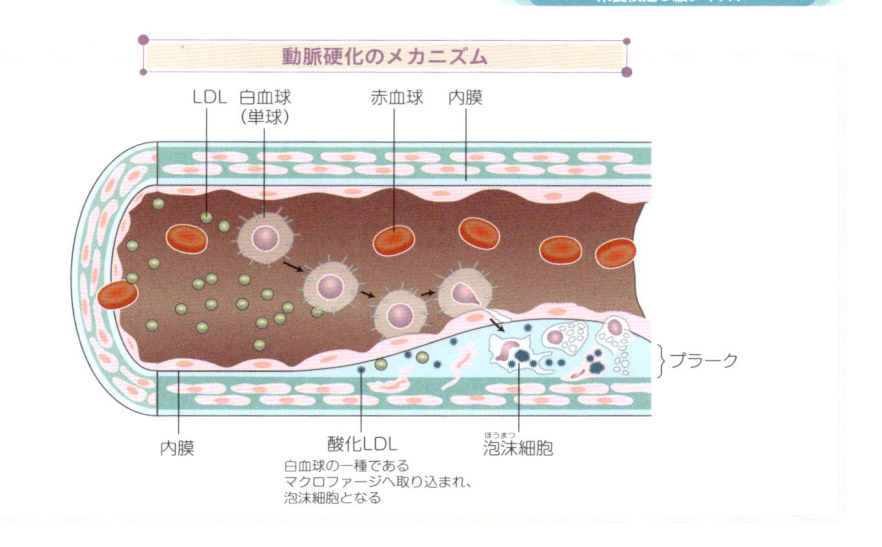

動脈硬化のメカニズム

LDL　白血球　　　　赤血球　内膜
　　　（単球）

内膜　　　　　酸化LDL　　　泡沫細胞
　　　　　白血球の一種である
　　　　　マクロファージへ取り込まれ、
　　　　　泡沫細胞となる

}プラーク

ストレスと栄養

　ヒトは強いストレスが加わると、エネルギー代謝が亢進するため、ビタミンB群（特にビタミンB$_1$とパントテン酸）の必要量が高まります。また、生体維持に必要なたんぱく質の量が増加します。抗酸化作用や免疫賦活作用のあるビタミンC、ビタミンEの十分な摂取も必要となります。

ストレス回復に有効な主な栄養素とその含有食品

たんぱく質
魚介類・肉類・卵・大豆・牛乳

ビタミンB$_1$
肉類・豆類・穀類

ビタミンC
緑茶（抹茶）・イチゴ・キウイ・
オレンジ・緑黄色野菜

ビタミンE
植物油・豆類・緑黄色野菜・魚介類

パントテン酸
レバー・マッシュルーム・酵母・ピーナッツ

か

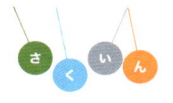

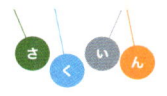

主な参考文献・参考資料 (順不同)

- 「基礎栄養学」改訂第5版 / 奥恒行、柴田克己 編(南江堂、2015年)
- 「基礎栄養学」/ 川端輝江 著(アイ・ケイ コーポレーション、2019年)
- 「応用栄養学」改訂第5版 / 渡邊令子、伊藤節子、瀧本秀美 編(南江堂、2015年)
- 「栄養学の基本がわかる事典」/ 川島由起子 監修(西東社、2015年)
- 「食品の安全」改訂第2版 / 国立研究開発法人 医療基盤・健康・栄養研究所 監修、
  有薗幸司 編集(南江堂、2018年)
- 「栄養素の通になる」第4版 / 上西一弘 著(女子栄養大学出版部、2018年)
- 「時間栄養学　時計遺伝子と食事のリズム」/ 日本栄養・食糧学会 監修、
  香川靖雄 編著(女子栄養大学出版部、2012年)
- 「キッチン栄養学」/ 宗像伸子 監修(高橋書店、2012年)
- 「女子栄養大学のバランスのよい食事法」第3版 / 香川芳子 監修(女子栄養大学出版部、2016年)
- 「調理のためのベーシックデータ」第5版 / 女子栄養大学出版部(2016年)
- 日本人の食事摂取基準2020年版 / 厚生労働省　URL: https://www.mhlw.go.jp/stf/newpage_08517.html
  (2020年2月20日現在)
- 食品標準成分表2015年版(七訂) / 文部科学省(2015年)

著者・監修者略歴

著　者

一般社団法人日本栄養検定協会

一般の方向けに栄養学を分かりやすく伝え、検定を実施することで、広く人の健康に貢献することを目的に2013年12月に設立。

これまでに、「四群点数法で簡単！カロリー計算」サイトの作成・運営、企業向けに2,000レシピ以上を提供。介護食コーディネーター講座・離乳食、幼児食コーディネーター講座(ともに㈱ユーキャン)テキスト執筆・レシピ作成などを行う。

監　修(3級第7章)

宗像　伸子

管理栄養士。東京家政学院大学客員教授
山王病院、半蔵門病院に長年勤務
「ヘルスプランニング・ムナカタ」主宰
1994年(財)国民栄養協会「有本邦太郎賞」を受賞
現在、帝国ホテルクリニック栄養コンサルタント。著書に「メタボリック症候群は野菜パワーで治す」(講談社)、「生活習慣病のメニュー　1200キロカロリーの献立」(NHK出版)、「カラー版　一品料理500選治療食への展開」(医歯薬出版)、「キッチン栄養学」(高橋書店)など。

カバー・表紙デザイン	FROG
DTPワーク	㈱シナノパブリッシングプレス
表紙イラスト・巻頭マンガ・挿絵	あべかよこ
イラスト	寺平　京子
編集協力	綛谷　久美

栄養検定 3 級・4 級 公式テキスト

2020 年 4 月 13 日　初版第 1 刷発行

著　者　　一般社団法人日本栄養検定協会
発行人　　松崎恵理
発売所　　株式会社 出版文化社
　　　　　〈東京本部〉
　　　　　〒104-0033
　　　　　東京都中央区新川 1-8-8　アクロス新川ビル 4 階
　　　　　TEL：03-6822-9200　FAX：03-6822-9202
　　　　　E-mail:book@shuppanbunka.com
　　　　　〈大阪本部〉
　　　　　〒541-0056
　　　　　大阪府大阪市中央区久太郎町 3-4-30　船場グランドビル 8 階
　　　　　TEL：06-4704-4700(代)　FAX：06-4704-4707
　　　　　〈名古屋支店〉
　　　　　〒456-0016
　　　　　愛知県名古屋市熱田区五本松町 7-30　熱田メディアウィング 3 階
　　　　　TEL：052-990-9090(代)　FAX：052-683-8880

印刷・製本　　図書印刷株式会社
© Japan Nurtrition Testing Association 2020 Printed in Japan
ISBN978-4-88338-674-1　C2077